U0297285

北京中医药大学
国医无双科普丛书

名医坐堂
面对常见病 你要这么做

北京中医药大学国医堂编委会 编著

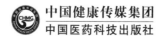
中国健康传媒集团
中国医药科技出版社

图书在版编目（CIP）数据

名医坐堂 面对常见病 你要这么做 / 北京中医药大学国医堂编委会编著. — 北京：中国医药科技出版社,2019.7

（北京中医药大学国医无双科普丛书）

ISBN 978-7-5214-1114-0

I.①名… II.①北… III.①常见病－诊疗 IV.①R4

中国版本图书馆CIP数据核字(2019)第071152号

美术编辑　陈君杞
版式设计　大隐设计

出版　中国健康传媒集团｜中国医药科技出版社
地址　北京市海淀区文慧园北路甲 22 号
邮编　100082
电话　发行：010-62227427　邮购：010-62236938
网址　www.cmstp.com
规格　880×1230mm $\frac{1}{32}$
印张　8 $\frac{3}{8}$
字数　255 千字
版次　2019 年 7 月第 1 版
印次　2019 年 7 月第 1 次印刷
印刷　三河市航远印刷有限公司
经销　全国各地新华书店
书号　ISBN 978-7-5214-1114-0
定价　35.00 元

获取新书信息、投稿、为图书纠错，请扫码联系我们。

内容推介

　　本书是北京中医药大学国医堂专家与嘉宾用对话形式，深入浅出地讲解了一些常见疾病的病因、症状、预防及治疗方法，同时回答了一些百姓比较关心的相关问题，且书中配有采访视频。希望通过普及这些中医知识，能让百姓了解在日常生活中如何利用中医来指导他们更好地生活，使他们能够更好地管理个人健康。

名医坐堂
面对常见病
你要这么做

丛书编委会

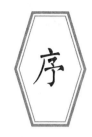

我眼中的中医

"国医堂"始创于1984年，是北京中医药大学服务百姓的一块"金字招牌"，是弘扬和展示博大精深中医药文化的窗口和基地。经过35年建设，"国医堂"这块金字招牌也已深深扎根于广大病患的心目中。如何充分挖掘和利用好国医堂专家们的中医智慧，为更多百姓的健康保驾护航，成为大家心心念念的一个愿望。今天，该丛书的出版，就是我们开始实现这个愿望的第一步。这套丛书汇集了国医堂公众号成立三年来，各位专家和工作人员付出的努力。正是他们坚持不懈的默默耕耘，才积累出了我们现在看到的400多期视频。可以说，该系列丛书的推出是三年来中医科普工作厚积薄发的体现。

正如我们北京中医药大学的校训所说，"勤求博采，厚德济生"。作为中医药高等学府，北京中医药大学不仅要培养高级中医药人才、开展中医药科学研究，更要利用专业特长服务百姓、回馈社会，传承弘扬中医药优秀传统文化。作为校长，我感动于国医堂的专家们，在百忙之中，能从小处着眼、用心做中医的科普推广。解决医学难题固然重要，传播健康理念更是功在千秋。我希望更多的北中医人加入到中医科普的队伍中，服务健康中国战略。

中医是中华民族的瑰宝，是五千年中华文明的精髓。虽然"百姓日用而不知"（语出《周易·系辞传》），但不可否认，中医药已经深深融入并影响着我们的生活。作为非中医专业人士，我很早就接触了中医，如今对中医药这一民族瑰宝有了更深入的了解及更切身的体验，我已经被中医药的魅力深深吸引。这套丛书的目的不是让大家都变成"大夫"，而是要提升大家的健康素养；是为广大百姓答疑、解惑、传递健康知识；是要让百姓对中医听得懂、信得过、学得会、用得上。

在我们这样一个13亿多人口的大国，如果我们不采取"育医于民"的政策，给民众传授以呵护自己健康的基本医学知识，而只是依靠医生和医院等各种医疗机构来把控，我们即使有再大的财力，也是不能完成健康中国这一建设目标的。因此，我一直鼓励我们北中医的专家学者和学生来积极推动医学知识的普及，让民众能更加有效地驾驭自身健康。为此，我希望广大读者能够通过这套丛书，对中医知识多一些了解，领会中医药的魅力，助健康之完美。故乐为之序。

北京中医药大学校长

2019 年 4 月 19 日

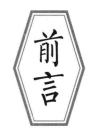

　　和很多人的经历不太一样的是，我从小对"穿白大褂"的人没有恐惧感，这可能跟我的父母都是医生有关。相反在我的印象里，医院是一个很好玩的地方，尤其是弥漫着药香的草药房：数不清的药斗子、精巧的小铜秤、叮咚作响的药杵……这些都深深留在我的童年记忆里。后来自己学了医，对生命和疾病有了更为深刻的认识，也慢慢体会到疾病给人们带来的诸多痛苦，也才理解了对于一个普通人来说，想清晰地知道该到哪里就医、该如何就医，又是一件多么困难的事情。可能是"恨屋及乌"吧，这也就是为什么"穿白大褂"的人被大人们拿来吓唬小孩子了。

　　五年前，我有幸成为享誉京城的北京中医药大学国医堂的第七任负责人。这让我有机会接触到形形色色的患者。在工作中我发现，很多人不仅仅会受到病痛本身的折磨，更多的痛苦和焦虑是因为对健康或疾病相关知识的缺失所致。记得有一次，一个病人同时挂了三位专家的号，忙活了一上午看完病拿着三张不同的处方来找我，问"为什么都是给我看病，却开出了三张不同的处方，我到底该按哪张方子抓药呢？"他的问题让我哭笑不得，但同时从他的问题中我知道这位病人对中医几乎是完全不了解，自然也不懂得该如何正确地看中医。给我印象很深的还有一位患者，是一位50多岁的中年男士，来的时候非常焦虑不安，说自己身体上突然出现对称的圆形红斑，担心得了什么奇怪的病。我在检查了他所说的红斑之后问他："您最近是否做过心电图的检查？"他说："三天前做过。"于是我向他解释，这个红斑只是心电图检查时电极留下的痕迹。听言他如释重负，表示感谢之后开心地离去。而我却在心中暗自感慨：有多少人是因为这种对疾病的无知所产生的恐惧而"患病"的呢？也就是从那时起，我就在想作为医生仅仅解决疾病本身的问题是远远不够的，只有让更多的人学习一点健康知识、了解一些疾病常识，才能更好地帮助大家远离疾病，健康生活。打造《生活无处不中医》这档视频栏目的想法由此产生。

当我把这个想法同多位国医堂专家进行交流的时候，没想到竟受到大家的一致赞同。大家都非常愿意也认为很有必要，把自己在临床实践中遇到最多的问题、感受最深的体会、效果最好的方法拿出来分享给广大朋友，以期为广大患者普及一些健康的小知识、讲一点中医的小道理、教一个实用的小妙招。《生活无处不中医》的栏目自2016年11月开播以来，已经推出了几百期，有将近一百位国医堂的专家参与了录制，累计播放2100多万次，受到广泛好评。观众们的厚爱让我们备受鼓舞！于是我想，是不是可以将这些视频分门别类之后结集出版呢？这样就可以把一个一个视频串起来，变成大家生活中手边的健康手册，遇到问题可以更方便地查阅和学习。

一次偶然的机会，我和中国健康传媒集团中国医药科技出版社的白极副总编辑聊到了这个设想，受到她的热情鼓励。她高度认可了我们不仅解决人们的疾病问题，更要教会大家如何健康生活的理念，更是对于出版给予了很多非常专业的建议和指导。于是今天，《生活无处不中医》这档栏目才得以和大家以这种全新的方式见面。在此，我对白极女士的帮助和中国医药科技出版社的大力支持表示由衷的感谢！

"生活小道理，中医大智慧"。愿所有的朋友们通过这套丛书，都能够从流传五千年的中国传统医学中汲取正确看待生命和疾病的智慧，从容面对生活、享受美好人生。

石琳

2019 年春末　北京

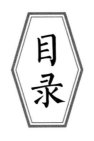

目

录

揪出「鬼剃头」的罪魁祸首

※

一觉醒来却发现自己的头发不见了，留下的却是一个油亮的圆形斑块，这就是传说中的鬼剃头。其实鬼剃头不是真的被鬼剃了头，而是我们的身体发生了一些变化所导致的，那么到底是什么原因致使了鬼剃头的发生呢？下面就让北京中医药大学国医堂李献平主任医师来为您作答。

扫描二维码
听医生为您讲解详情

北京中医药大学国医堂主任医师：李献平

· · · ·

李献平，北京中医药大学方剂学教授，国医堂主任医师。第三批名老中医学术经验继承人，师从首都国医名师聂惠民教授，北京市中医药管理局命名的"李献平名中医基层学术传承示范点"首席专家。培养研究生30余名。

嘉宾:

李老师,听说在皮肤科,脱发一直是一个很难治的疾病,因为它的原因常常不是很明确,特别是斑秃,经常不知不觉,就成了骇人听闻的"鬼剃头",这个斑秃到底是一个什么样的疾病啊?

专家:

斑秃,我们俗称叫鬼剃头,为什么叫鬼剃头呢,就是经常发生这种情况:一个人睡觉起来以后,头发突然掉了一块,可是你在枕头上找,或者床上、地上,都没有,这头发呢,还缺了很大一块,所以老百姓就感觉到疑惑这头发哪儿去了?

嘉宾:

多瘆人啊。

专家:

就像鬼把头发给剃走了一样,所以叫鬼剃头,那么通过这个词,也反映出脱发的一种突发性,斑秃是一种皮肤科的疾病,这个目前在临床上很常见,现在我手头上,斑秃的患者还是比较多的。

嘉宾:

这都怪病吧,没法儿治吧?

嘉宾:

李老师,您看斑秃这个名字叫鬼剃头,从这个名字就能看出来,老百姓不知道这病是怎么发生的，所以接到这个神怪上边去了，那从中医角度来说，这个病到底怎么发生的呢？

专家：

确实，斑秃的发病原因现在还不清楚，发病机制也比较复杂，我们现在考虑还是跟精神、情志因素有关，另外跟内分泌失调也有关。

我们现在发现，这种患者一般最近的工作压力，或者生活压力都比较大，在发病之前，强大的压力对患者来说是一个很重要的诱发因素。

另一方面考虑跟遗传有关，可能有 25% 的患者，他有家族遗传史。

还有我们感觉到斑秃患者有一个现象，就是他的指甲缺少光泽，所以虽然现在原因不清，但是我们中医治疗时还是从补益肝肾、疏肝理气、调节情志这些方面来考虑，效果还是比较好的。

嘉宾：

那鬼剃头的表现一般是什么呢？

专家：

我曾遇到一个患者，头上有 3×5 厘米的一种脱发区，是圆形的，它主要表现在，在枕头上，或者床上，根本没有头发，但是头上明显地脱掉了一片头发。

嘉宾：

对，就是那一块都白了，那头发都去哪儿了呢？

斑秃与情绪应激、内分泌失调、自身免疫等因素有关。神经精神因素被认为是重要的诱发因素，约 25% 的斑秃患者有家族史。

斑秃患者的指甲有波纹且缺少光泽度。

脱发区边界清楚、患处皮肤光滑无鳞屑、无瘢痕。

专家：

好像鬼把头发给剃走了一样，所以叫鬼剃头。

嘉宾：

但事实上，这头发怎么会找不着？

专家：

因为他发生病，不是一起床就发现没头发了，而是过了一会儿他才发现。我估计还是属于就是没有找到，并不是真正的说，这个头发被吸收掉了，或者被什么拿走了，不是这样的。

嘉宾：

只是突然发现了而已。

专家：

对，就是突然发现了，他发现得比较晚，比如梳头时才发现怎么少块头发呀，看看床上也没有头发，基本是这种情况。

嘉宾：

李老师，您看，我觉得鬼剃头这个病，它这个发生的过程特别快，就是昨天还有头发，第二天，这头发就没有了。

专家：

实际上我们感觉到，还是有分期的，我们在临床上遇到斑秃的患者，一般是分三期，一个是

斑秃按病期可分为进展期、静止期和恢复期。

进展期，一个是静止期，还有是恢复期。

处于进展期的患者斑秃的情况比较严重，就是在斑秃的同时，它旁边仍然有一些碎的、脱落的头发，仍然还出现一种脱发状态，这就叫进展期。

进展期脱发区边缘头发松动，很容易拔出。

嘉宾：

那么什么情况称静止期呢?

专家：

静止期就是在斑秃的旁边找不到再有散落，或者脱掉的头发了，这个时候，就称为静止期。

静止期脱发斑边缘的头发不再松动。

嘉宾：

那什么情况又称恢复期呢?

专家：

恢复期就是在这个脱发区域，有一些细小的绒毛生长，它长出新发来了，患者在恢复期的时候，一般都比较高兴。

恢复期有细软色浅的绒毛长出，逐渐增粗，颜色变深。

嘉宾：

对呀!

专家：

所以我想提醒大家的是，斑秃患者不用特别担心，一般来说，脱掉的头发是能够长出来的，因为它有科学依据证明，斑秃患者的毛囊并没有被破坏。

假性斑秃是毛囊被破坏，难以恢复的一种斑秃。

嘉宾：

李老师，我听说有一种斑秃，叫假性斑秃，它跟咱们刚才说的这种斑秃，有什么区别吗？

专家：

假性斑秃就是由各种原因引起的，以毛囊破坏了为病理机制的一种脱发现象，比方说真菌感染，或者毛囊炎，严重的毛囊炎使这个脱发区的毛囊破坏了，它也形成了一种斑秃状，但是大家注意，这种斑秃，是难以恢复的。

嘉宾：

再也长不出来头发了？

专家：

对，因为毛囊被破坏了，他的头发就不能生长了，所以我们听着叫假性斑秃，但是要比斑秃严重得多，其实是真秃，这是叫真秃，这种病是难以恢复的。

嘉宾：

老师，您刚才说，这个斑秃，是没有损伤患者的毛囊，所以还能再长出来，有什么好的办法能让它快点长出来吗？

专家：

既然是说斑秃嘛，跟脱发有关系，所以我们也考虑到补肾的问题，桑椹，还有像黑芝麻，这些药我们经常使用，再一方面，我们发现斑秃患者的表皮，是比较光亮的，它并不萎缩，那么光亮的地方，实际上对毛发的生成不好，不容易生成毛发，因为刚才我说到，毛发刚刚生成的时候，它容易有那种小绒毛，绒毛很软。如果这个头皮很光亮，油脂很多，就会阻碍毛发的生成，特别是新发的生长。

嘉宾：

民间有一种方法说斑秃了以后，往那个秃的地儿抹生姜，头发能长得快，是真的吗？您觉得这个民间的方法可以用吗？

在头皮涂抹生姜能生发，是真的吗？

专家：

可以，实际上在民间，外治法当中斑秃擦生姜，这是大家很熟知的一件事。但在擦生姜之前，最好有一个七星针，或者梅花针打刺，为什么叫七星针呢，是因为这种针上有七颗针。

嘉宾：

就是有七个尖？

专家：

对！像星星一样，所以叫七星针。还有就是要注意我们一定要消毒，用 75% 的消毒酒精，这个一定要有，一定要严格消毒，消毒时，先从正中向外擦，消毒完了以后，一定要注意把七星针也要消下毒。然后我们在斑秃的地方打刺，注意

七星针或梅花针打刺，头皮先红晕，逐渐出现出血点为佳。

将新鲜的姜汁涂抹于敲打后的头皮。

七星针是有弹性的，刚开始用力不要太猛，先轻轻地靠它这种弹性来打刺。我们希望患者的皮肤，先出现红晕，然后再逐渐有出血点，注意这个针一定要平，它同时出现七个出血点，如果一歪，这边重的就打出出血点，那边没有出血点，反而患者就特别疼，不容易接受，一定要让针水平地打在患者的头皮上。

有出血点之后我们用酒精再消一次毒，消毒完了以后，我们注意把这个生姜切除一下面，挤一挤，它有那个姜汁，我们把姜汁擦抹上，就比较好了。

嘉宾：

就是先针刺，再抹姜？

专家：

对，这个方法就比较好。

重点回顾

斑秃按病期可分为进展期、静止期和恢复期。当斑秃患者处于进展期时，脱发区域的边缘头发松动，很容易拔出，处于静止期时，脱发边缘的头发将不再松动，其中，大多数患者在停止脱发3~4个月后即可进入恢复期，在恢复期，会有新毛发长出，最初出现细软、色浅的绒毛，逐渐增粗，颜色变深，最后完全恢复正常。

治疗"鬼剃头"，中医倡导从补肾、活血、理气等方面进行调理，像桑椹、黑芝麻、枸杞子、石斛、熟地都有很好的疏肝理气、温阳补肾的功效。

李老师带来的用七星针在脱发的区域进行打刺治疗的外用法，也对毛发生长有很好的疗效，在家即可尝试操作，但是一定要注意一人一针，用之前要酒精消毒。

眩晕是身体哪里出了问题

扫描二维码
听医生为您讲解详情

　　喝过大酒的人都知道，头晕、恶心、呕吐的滋味儿不好受。有一种病叫眩晕，即使不喝酒也会出现上述症状，患者非常痛苦！事实上，眩晕只是一种症状，它可能由上百种疾病而引发，所以还要对其重视起来。下面就请北京中医药大学国医堂刘大新主任医师为您解读眩晕这种病。

北京中医药大学国医堂主任医师：刘大新

· · · ·

　　刘大新，国家级名老中医，曾跟随刘渡舟、任应秋、葛英华教授学习，从医40余年，国家中医药管理局重点学科学术带头人，中华中医药学会耳鼻喉科分会名誉主任委员，擅长耳鼻咽喉及呼吸、消化系统疾病治疗。

嘉宾：

　　刘老师，最近我爸每天早上起来老觉得头晕，过一会儿又好了，也不知道怎么回事儿？

专家：

　　这个眩晕是非常常见的一个症状，引起眩晕的病，你猜猜有多少？

嘉宾：

　　几十种？

专家：

　　120 多种。

嘉宾：

　　100 多种呢？

专家：

　　所以我们今天不说这些病，我们只说如果是得了眩晕，怎样大致地判断这个眩晕应该怎么去看病？

嘉宾：

　　就是啊，那么多科，我都不知道该让我爸挂哪个科。

专家：

　　因为很多人就是说，由于眩晕时候他自己感

引发眩晕的疾病很多，了解症状才能不跑错科室。

中枢性眩晕是由脑部疾病引起来的眩晕；周围性眩晕是机体空间定向和平衡功能失调所产生的运动错觉。

受，非常不舒服，甚至说伴有呕吐、行走不方便，特别着急，于是赶紧去医院，也可能到急诊，也可能到内科，也可能就是他自己也不知道具体应该到哪个科室去看病，有时候可能就看错科了。人为什么会眩晕呢，首先说说负责我们人身体平衡的器官有什么呢？有耳朵和眼睛。

嘉宾：

眼睛这个可以理解。

专家：

还有我们颅内，首先是小脑的部分，是负责人平衡，有一部分叫中枢性的晕，有一部分叫周围性的晕。我们说的由耳朵这个平衡器官引起来的，这叫周围性的晕。

在我们整个的眩晕患者中，周围性的晕还是很常见的。

嘉宾：

这个周围性的晕它有什么特点吗？

专家：

有的。第一，旋转性眩晕，天旋地转，这就和耳朵有关系，和耳朵里管平衡的这个器官有关系，如果说是中枢性的晕，他可能会出现，意识的障碍，意识障碍？

嘉宾：

什么叫意识障碍呢？

专家：

就是短暂的意识丧失，记不起来，或者肢体的障碍，行动的障碍，这些有可能和它有关系，那么周围性的晕还有一个特点，或者可能伴有耳朵的表现，像耳朵胀、耳朵堵、耳鸣，甚至暂时的听力下降，中枢性的晕就没有这些症状，但是这两种都属于真性眩晕。

嘉宾：

真性眩晕？难道还有假性眩晕？

专家：

假性眩晕多数是由精神因素引起来的，像紧张、劳累、焦虑、失眠、情绪问题，这些也可能造成这种意识性的眩晕。

嘉宾：

刘老师，那具体应该怎样判断该去哪个科室呢？

专家：

如果伴有耳鸣，耳聋，耳朵堵、胀、闷的感觉，这时候晕的性质，又是天旋地转，这种眩晕应该到耳鼻喉科去治疗，因为这种可能是由于耳朵平衡器官出现问题所造成的。

还有一种呢，就是如果头晕的时候，脖子很僵硬，尤其是脖梗子后边，特别地不舒服，甚至肩背也不舒服，那这种眩晕可能跟一动颈部有关

13

假性眩晕指由于全身系统性疾病引起的眩晕，没有明确转动感。

眩晕伴有耳鸣、耳聋、耳堵、耳闷等耳朵症状，到耳鼻喉科就诊。

眩晕伴有颈部僵硬，转头即晕，肩臂酸麻疼痛等，首选骨科就诊。

系，一动就会引起晕，这种情况就到骨科去看。

嘉宾：

哦，原来这种情况要到骨科去就诊啊。

专家：

再有一种，就是像你刚才说的，你父亲伴有高血压，还有些人可能伴有冠心病、糖尿病这些内科性质的疾病，像这种呢，应该到心内科去看。

嘉宾：

到内科就诊？

专家：

对。这种可能是由于这些基础病所造成的眩晕。再有呢，如果是还有头疼，包括有意识障碍，也就是说犯晕的时候犯得厉害，忽然间短暂地什么也不知道了，一问他呢，回忆不起来了，甚至说有行走的障碍，这种应该到神经内科去看。所以如果你自己能够初步地判断，我现在怎么不舒服，假如说我有头晕，又有耳鸣、耳聋、耳朵堵，可能是由耳朵出问题引起来的，你直接第一时间就到相应的科室看，就能够缩短你的治疗时间，能够准确地进行病因的治疗，到了医院之后怎么办呢，更怎么跟医生叙述你哪儿不舒服。

嘉宾：

对呀，怎么说呀？

眩晕伴有高血压、冠心病等，到心内科就诊。

眩晕伴有头痛、意识障碍、行走障碍等症状，到神经内科就诊。

专家：

第一，叙述病史要有序，几点，什么情况下，开始的头晕，在以前有没有，这是第几次，如果有的话，第一次大约是哪天发生的，持续了多长时间。

第二是形容症状要详细，虽然总体的表现都是一个晕，但是它的伴随症状也非常重要的，像我刚才说的，如果伴随耳部的症状，就可能是由耳朵疾病引起来的。

第三就是发作的次数要讲明，以前没犯过，这是第一次犯，还是以前已经犯过几次，间隔的时间是什么样的，每次发作大约要持续多久，第一次发作时间要牢记。

第四是这一天里面是什么时候开始发作的要牢记，是一起床的时候，还是就是在外边，走着路发作的，还是吃饭饭后，还是因从这个体位变化，从躺着到一下起来，从坐着一下站起来，等等。

第五是伴随表现要注意，像你说的，有没有高血压这些基础的病，有没有糖尿病。

第六是基础疾病要说全，基础疾病刚才我们说，有什么高血压，实际还有像贫血，有没有贫血。像女性的话，平时的这个月经周期的情况这些基础疾病，也可能是造成眩晕的一个原因。

第七是家族病史要回忆，现在有很多病，都是和家族史相关的，眩晕有一些也和这有关系。

第八是生活工作和情绪，这种很多见，就是由于这几天，工作压力大，或者是学习紧张，睡眠太少引起来的，也有很多人以为得了很严重的病，实际上只要通过适当休息就好了。

第一，叙述病史要有序。

第二，形容症状要详细。

第三，发作次数要讲明。

第四，发作时间要牢记。

第五，伴随症状要注意。

第六，基础疾病要说全。

第七，家族病史要回忆。

第八，要说一下自己最近的生活、工作状态和情绪。

可以用静坐、打太极拳等方式调节身体平衡。

用手机等小道具可以帮助做平衡器官的康复运动。

菊花夏枯草粥:菊花10克,夏枯草10克,薏米100克。

嘉宾：

那平时要怎么改善呢?

专家：

眩晕这个病特别需要康复。如果在家可以静坐,就是打坐的方式,我们可以缓慢地打太极拳,身体就是需要一个平衡,眩晕就是不平衡了。

还有一种方法在家用也是很简单,拿着自己的手机,手臂伸直,看着手机的屏幕,转动手臂,但是头不动,眼睛随着这个动,这是最简单的一种。一开始呢,慢一些,慢慢地加快速度。

另外,也可以用中药,适当地调整。这里给大家介绍一种改善眩晕的粥,有菊花,有夏枯草,所以这叫菊花夏枯草粥。菊花10克,然后夏枯草也是10克,用薏米100克,然后先把薏米,给它熬成粥,拿清水再泡夏枯草和菊花,泡半个小时,泡的水再放到粥里,用这个水,再一起煮10分钟,这样一碗菊花夏枯草粥就煮好了。我们一天喝上一碗,清肝明目,也有利于眩晕的恢复。

重点回顾

大多数人都有头晕的经历，很多人会觉得是疲劳或天气变化所致，但是之所以出现头晕，除了出现脑供血不足外，其根本原因是身体发生或潜伏了某种疾病，尤其是中老年人，眩晕症可能导致生命危险，其中最危险的是神经科疾病引起的眩晕，因为眩晕也可能是脑中风的表现或先兆。此外，中老年人多少都有点颈椎病，加上动脉硬化，很容易引起脑干、小脑供血不足，甚至梗死，而出现眩晕。而脑干、小脑梗死都可能危及生命，因此，中老年人出现眩晕一定要多加重视。

眩晕到底该去哪个科室就诊

1. 伴有耳鸣、耳聋、耳堵、耳闷等与耳朵相关症状的时，到耳鼻喉科就诊。

2. 伴有颈部僵硬，转头即晕，肩臂酸麻疼痛等症状时，首选骨科就诊。

3. 伴有高血压、冠心病等，到心内科就诊。

4. 伴有头痛、意识障碍、行走障碍等症状时，到神经科就诊。

5. 在排除上述专科疾病以后，可以到亚健康科就诊。

眩晕就诊要和医生说什么

1. 叙述病史要有序。

2. 形容症状要详细。

3. 发作次数要清楚。

4. 发作时间要牢记。

5. 伴随症状要注意。

6. 基础疾病要说全。

7. 家族病史要回忆。

8. 生活工作和情绪要说明白。

冬季风寒引头痛

扫描二维码
听医生为您讲解详情

　　冷风吹，雪花飘，头痛欲裂真难熬。每值隆冬，总有一些人被冷风一吹便头痛难当，如何减少这种头痛所带来的困扰呢？下面，北京中医药大学国医堂侯中伟副主任医师将为您层层解答如何防治冬季风寒引起的头痛。

北京中医药大学国医堂副主任医师：侯中伟

* * * *

　　侯中伟，针灸学博士，副主任医师。中国针灸学会砭石刮痧专委会副主委。幼承庭训，师从尉中民、谷世喆、高从文、金伯华、郭廷英等名家。学宗经典、主针药并用、倡杂合以治。主编《重用单穴治顽疾》等 10 余部著作。

嘉宾：

侯老师，我这两天有点让风吹着了，还有点着凉，然后我就感觉头特别疼。有的人说这个头疼啊，就把苹果给它研成末儿，打成泥，放在纱布上，然后敷脑袋上，说这个能管用。侯老师，您说这个到底有效吗？

专家：

这个我还真不清楚，你回去可以试试。就是您这个头疼主要表现在哪些方面呢？

嘉宾：

我是一沾凉或者风一吹头就开始疼，而且是发紧的那种感觉。

专家：

这个呢，也和我们人体的经脉、脏腑功能，包括外在的邪气有关系。比如冬天头疼，那就跟风寒有关系了，天儿特别冷，今儿咱穿少了，冻着了，风寒邪气凝滞了，正好就吹了脖子了，或者说我们睡觉的时候、读书的时候，那窗户没关，小风一直吹着，然后我们自己在那儿做一些事情，没有注意，所以中医上叫虚邪贼风。中医讲"虚邪贼风，避之有时"。

头疼，中医从病因上讲，有外因、有内因。首先我们说外因，就是风、寒，还有湿，甚至还有热这些邪气导致的。冬天就是以风寒为主，比如说受寒以后，会有脖子发紧，还有我们说头项僵硬，

冬季头痛与风寒邪气密切相关。

缓解头痛，要分清内、外因。

19

活动不力，然后还沉重，这就是风寒导致的。

还有的疼痛呢，是内因导致的，内因就是脏腑功能失衡了，比如说有火，上火了，有些事儿一看，非常着急上火，血压都升高了。还有神经性头疼，是跳痛。偏头疼呢，则跟情绪有关系，压力比较大，肝气不疏，一侧的经脉不畅，所以就是一侧瘀滞了，憋在这儿，疼痛。

嘉宾：

就像老板那边压力一下来，马上头痛，特别得准。

专家：

所以咱们这个事儿，说白了，就是还是要内外同调。在日常生活当中呢，还要正确地防护，我见到一个患者，他就是头疼，脖子也疼，后脑勺也疼，我说这好办，我们有办法，比如说针灸，他说我怕疼，好，那放弃了，这个淘汰。那我说来做刮痧、砭石？他就问了，说会不会刮完痧，会留那个红色的斑点，我说会的，他说那这个不要，淘汰。

嘉宾：

臭美，那就没法儿治了，扎针灸你又怕疼，刮刮痧你又怕丑。

专家：

我也觉得是这样，不过我们还有办法，所以

内因导致的头痛需要寻找根源，需要内外同调。

20

说中医博大精深啊。就是艾灸的办法，艾灸大椎，艾灸，升提阳气，冬天寒冷以后，大椎是诸阳之汇，阳气汇聚的地方，而且是督脉所过，灸完大椎以后，全身都会温热的，而且当我们内在正气充足时，那个风寒邪气就没有能力打破我们的保护屏障了，所以艾灸大椎是一个非常好的方法。

嘉宾：

那要我说那艾灸也不好吧，艾灸还熏得慌，还有味儿呢。那您还有没有什么简便方法啊？

专家：

简便方法？这个当然也还是有的，出现这种情况时，我会给患者一个建议，就是让他找一块毛巾，干毛巾，比如说现在，你脖子硬、紧，然后头部也不舒服了，干毛巾搭在脖子上，一边一个头儿，然后做这么一个牵拉动作，搓，你搓一会儿你发现，热了，脖子发热，而且身上那个紧寒不适，就大大缓解，再拉一会儿，你就会觉得头部发热，然后再过一会儿，眼睛发亮。为啥呢？这是因为气血运行循环开了，这毛巾它又是软的，搓起来也不疼。而且它也不像刮那么硬，没有痧，也没有印儿，但是局部是会发红的。

嘉宾：

还得问，老师还是有绝招儿啊！

前额头疼多与
胃经有关系。

专家：

头疼跟人体不同经络的状态有关系，同样是头疼，病因可能出现在不同的经络，找对经络，就能有效地改善头疼。但是简单地从这个头疼的部位来说：前额头疼和面部疼痛，我们说它是跟胃经有关，跟足阳明胃经，跟前面的一条经脉有关系，通过刺激前面的穴位，针灸足阳明胃经中的这个足三里、内庭穴就能治疗。

两侧偏头疼
与胆经、少
阳经有关。
找对病因，一
针解决偏头疼。

两侧偏头疼，跟胆经、三焦经有关系，就是跟少阳有关系，所以扎这个阳陵泉穴就效果很好。

有一个患者特别逗，带着他的先生来看病，先生是主要求医者，然后我给他诊断，应该还是比较明确清楚，因此她对我产生了信任感，说我想问您一个问题：我这偏头疼能治吗？我说可以呀，然后她就赶紧又去挂了一个号，我就给她选了一个穴位叫阳陵泉，这个穴位在膝关节外下方，腓骨小头前下方的凹陷处，我就给她扎了一针，一针就管用了。当时扎了一针后我就问她感觉怎么样，还疼吗？她说我都不敢相信，我这都疼了20年了，您这一针就给我治好了，您这也太神了，太让我感到惊讶了！

嘉宾：

看来这头疼还是需要找准病因才能对症下药，那天冷时对付头疼有没有什么妙招呢？

室内外温差
大，注意防护
头部和颈部。

专家：

第一个呢，就是一定要减缓刺激，比如说屋

内特别热，出去时特别冷，然后也没有防护就容易受风寒，所以要做好防护，然后我们再到外边寒冷的环境中去，因为它一冷一热，刺激呀，血管会收缩的，收缩以后压力过大，就会导致疼痛。

嘉宾：

就是别为了美，不保护自己的脖子，脖子要保护起来的，该戴围巾还得戴，不是露给别人看的。

专家：

对！第二个，就是如果我们已经有一些头疼的情况了，根据这个实际情况，可以适当地用冷敷或者热敷的方法。

嘉宾：

侯老师，这个天冷头疼，热敷我可以理解，这冷敷是怎么回事啊？就是什么情况下我们要热敷？什么情况下要冷敷呢？

专家：

如果说，我们受到寒气了，颈项难受，头疼了，那要热敷。

嘉宾：

那怎么敷呢？往哪儿敷呢？

专家：

一般来讲，我们还是在颈项部，就是脖子这

名医坐堂 面对常见病 你要这么做

23

冬季风寒头疼，可以用热毛巾敷后颈部。

个地方，因为它是膀胱经，是阳气所过之处，所以温热以后呢，就使得我们后背和督脉的阳气得到一个运行，就可以缓解头疼了，所以我们说，这个时候要热敷。

嘉宾：

这个热敷不是说，我头疼了，弄个毛巾放在脑袋上啊？因为我经常脑袋一疼，就弄个热毛巾，放在脑袋上，结果放错了位置了啊，应该是放在脖子上啊。那什么时候冷敷呢？

专家：

就是天冷，但是患者最近压力特别大，精神紧张，然后还有火，有瘀热和瘀火，肝火上逆，然后患者肝火旺，是高血压型头疼，会有发热，头疼还伴随着头胀，甚至有时候眼睛还红，还有的时候伴着头晕，这时候我们建议冷敷额头，这样可起到一个镇静的作用。然后呢，这个局部的血管可以得到收缩，头部会减少它的压力。

然后，还有一个要特别注意的就是洗澡，洗完澡以后，要迅速保暖。有些人头发没干，就出来活动了，毛孔还开着，结果一吹，不仅有风、有寒，还有没有擦干的水湿之气，侵犯到头脑当中去了，所以他就头疼了，也就是说，吹干头发是很重要的。

压力大、精神紧张、有肝火、瘀火时可冷敷额头缓解。

洗完澡后要迅速保暖，及时吹干头发对预防头疼也很重要。

24

重点回顾

1. 如果突然被冷风吹后头疼，可以拿着干毛巾反复搓后颈部，3 ~ 5分钟即可见效。

2. 室内外温差大，注意防护头部和颈部。

3. 冬季风寒头疼，可以用热毛巾敷后颈部。

4. 压力大、精神紧张、有肝火、瘀火时可冷敷额头缓解。

5. 洗完澡后要迅速保暖，及时吹干头发对预防头疼也很重要。

中医专家支招，解决感冒困扰

※

扫描二维码
听医生为您讲解详情

> 三天两头爱感冒，鼻塞流涕总不好，
> 头痛欲裂心烦乱，中医方法效果妙。

每当寒热交替或流感盛行时，总有那么一群人每次都中招，有的人更是感冒一周也不见好，看到周围的人安然无恙，他们不禁要大呼，为什么感冒的总是我！

生活中我们听到最多的就是你的抵抗力太差，所以你才感冒，那么到底真的是抵抗力差才感冒，还是其中另有原因呢？下面我们就聊一聊你为什么总感冒。

北京中医药大学副教授：鲁艺

· · · · ·

鲁艺，中德联合培养博士，教授，硕士研究生导师，教育部新世纪优秀人才，北京市科技新星，哈佛大学医学院访问学者，北京中医药大学附属门诊国医堂出诊专家，"薪火传承"刘渡舟名医研究室、国家名老中医王庆国工作室、北京中医药大学"名医工作坊"骨干成员，中央电视台"健康之路"、陕西电视台"百姓健康"特邀专家，中国科学院自然科普工作委员会委员，发表论文 67 篇，主持国家级、省部级课题 8 项，出版著作 5 部，翻译著作 1 部，擅长内科及妇科的经方治疗。

嘉宾：

说到感冒，在这儿我想赋诗两首，第一首：北风吹，雪花飘，天寒地冻把命要，爱美女士全不怕，丝袜短裙小蛮腰。所以我觉得第一种就是冻出来的感冒。再来第二首：大棉袄来二棉裤，哪怕零上四五度，满面通红汗浃背，就是不肯减衣服。这第二种就是自己捂出来的感冒。所以我觉得，咱天冷的时候该多穿就多穿，该少穿就少穿，要不然自己生病自己难受。

专家：

但我们现在的问题是许多女士就算是穿得很多也依然特别容易感冒，这里面就涉及个人体质的问题，哪些人容易感冒呢？第一种是不爱运动的人，中医讲久坐伤肉、久卧伤气，如果总坐着不动，那么时间长了肌肉就会变得痿弱无力，脾胃的运化功能会受到影响，所以综合起来讲不爱运动的人就是我们平时所说的气虚的这种情况，容易感冒。

气虚的人容易感冒。

嘉宾：

这种气虚的感冒纯属是懒出来的！

专家：

差不多，所以我们平时一定要多运动！第二种是不爱晒太阳的人群，有些人怕晒黑，所以他就经常避免晒太阳，尤其是女士，还有就是我们现在大部分人工作都是在办公楼里面，所以说他

长期不晒太阳的人容易感冒。

没有机会，也没有时间接受阳光的照射，那往往会形成什么呢？就是慢慢阳气不足了，阳气不足，我们的抵抗力也会慢慢下降，变得很容易发生感冒。第三种是过度节食的人群。

嘉宾：

过度节食也会容易导致感冒吗？

专家：

过度节食导致气血不足，容易感冒。

是的，这类人群不是采用科学的饮食加运动的方法来减肥，而是说纯属减少摄入量，只是用挨饿减肥法，然后，肥好像是慢慢减下来了，但是身体也一日不如一日，过度节食就没有办法摄入足够的营养，气血是不足的，一旦气血不足，人体抵抗力肯定不够，因此很容易感受风寒、风热的袭击。综合来说，这些情况都是容易造成气虚的原因。

嘉宾：

鲁老师，那么我们应该怎么避免这种情况的发生，如何改善这种情况呢？

专家：

多运动增强抵抗力，减少感冒。

那就是从两方面入手，一方面就是要多锻炼身体，多晒太阳，多进行户外活动，让自己的体质变得强壮一些。第二方面，我们可以从饮食入手，要规律三餐，摄入足够的蛋白质和碳水化合物，让我们的营养摄入要充分一些，使自己的体格变得强壮。

如果气虚得很厉害，比如说有些人出现了动辄气喘汗出！就是他稍微动一动就觉得气不够用，然后就出点虚汗，这个时候就得辅助一些药物了，比如说玉屏风散，恰好就是针对那种表虚不固的人群设的，这几种人群都容易造成表虚不固的情况，那么玉屏风散里面的黄芪就是一个非常好的补气药，这个白术可以健脾，还有一个药是防风，可以辛温解表，所以玉屏风散特别适合非常容易感冒、脾肺气虚的这类人群服用。有些人可能会说了，我不爱喝汤药，毕竟汤药好像不好喝，这时可以选择一些单味中药泡茶喝，比如玉屏散中的黄芪就是一个很好的选择。

嘉宾：

老师，您说这黄芪水是每天都可以服用吗？

专家：

如果是符合我们刚才所讲的那种情况，有气虚的症状，那是可以每天喝的。

嘉宾：

那有没有哪些人是不能服用这黄芪水的？

专家：

有的，黄芪是补脾肺气非常好的一味中药，但它是辛温的，不适合阴虚火旺或者是热毒至盛，还有湿热至盛的人服用，也就是说凡是实证、热证，还有体内有湿邪的、痰湿的，这些人群都不适合用黄芪。

嘉宾：

那我理解，是不是这些情况下用黄芪，就相当于火上浇油了？

专家：

有点类似的感觉，所以一般情况下判断自己到底适不适合用黄芪，可以看一下自己的舌头，气虚人群的舌苔白，舌体胖，如果有湿热，舌苔往往是白黄腻的，舌质是红的，这种情况是不建议用黄芪的。

嘉宾：

鲁老师，那感冒的情况下能喝黄芪水吗？

专家：

这个得分情况，黄芪水是适合体虚、气虚的人平时喝的，大多数人正在感冒的时候往往是有嗓子疼、发热，还会有一些急性的热性的表现，这时我们就不建议喝黄芪水了。

感冒发热时不要饮用黄芪水。

嘉宾：

那用黄芪泡水时一般用多少克呢？

专家：

一般用 15 ~ 20 克就可以了。

嘉宾：

　　鲁老师，如果还有其他不适，是不是也可以搭配点什么来喝呢？

专家：

　　如果是有气虚，又伴有血虚，比如还经常头晕，尤其是女性月经淋漓不尽，这种情况建议在喝黄芪水时加一些大枣。如果有气虚又伴有眼睛特别干涩，这时可以用黄芪加枸杞子泡水喝。

　　如果有气虚症状，平时睡眠不好，又容易出汗的人，可以用黄芪加五味子泡水喝，五味子酸甘敛阴，还有止汗这个作用非常强，所以如果一个总出汗、气虚，偶尔心慌，睡觉不好的人，可以用黄芪配五味子。

气虚伴有血虚人群可用黄芪加枸杞、红枣泡水喝。

五味子配黄芪泡水喝可补气止汗助眠。

重点回顾

　　造成感冒的原因有很多，经常出现感冒多半是气虚惹的祸，当你不爱运动、不爱晒太阳又或者是过度节食都会损耗体内的阳气，阳气不足就会出现气虚的情况，免疫系统无法正常运转，不能有效抵御外界的病毒和细菌，然后导致感冒！

　　玉屏风散可以缓解脾肺气虚人爱患感冒的情况。

　　阴虚火旺人群不适宜饮用黄芪水。

　　感冒发热时不要饮用黄芪水。

　　气虚伴有阴虚人群可用黄芪加枸杞、红枣泡水喝。

　　五味子配黄芪泡水喝可补气止汗助眠。

※失眠的防与治

扫描二维码
听医生为您讲解详情

　　失眠，是顽固的清醒不解黑夜的风情！每到午夜睁着双眼盯着天花板，脑子里跳过一只又一只的小羊羔，就是睡不着！或者睡着后，一个小小的噪音都能被吵醒，然后就是漫漫长夜无心睡眠的纠缠。失眠到底是什么原因引起的，我们该如何应对失眠呢？下面，看看北京中医药大学国医堂林燕副主任医师是怎么讲的吧！

北京中医药大学国医堂副主任医师：林燕

· · · ·

　　林燕，临床医学博士，北京中医药大学研究员、副教授、副主任医师，硕士研究生导师。中医临床大家董建华院士嫡派传人，师承国家级名中医田德禄教授、高思华教授。善于灵活运用中医理论治疗内科疾病、皮科疾病，以及妇科疾病等常见病与疑难杂症。主要临床特色：1.采取以通为顺、以调为平的通调法，治疗各种甲状腺疾病（甲亢、甲减、甲状腺结节、桥本甲状腺炎、甲状腺癌等）。2.利用通降理论，寒热虚实同调，肝脾胃同治，治疗消化系统疾病。3.治外先调内，中药内服与外用同用治疗各类皮肤疾病（湿疹、荨麻疹、带状疱疹、皮肤过敏、牛皮癣等）。4.治疗各类妇科疾病。5.结合体质，对黄褐斑、痤疮、肤色暗沉、肥胖、疲劳综合征、更年期综合征等整体调理。

嘉宾：

好多人说无论我睡得多晚，只要我这一天睡够 8 个小时，我肯定就不累，林老师，您说这样是对的吗？

专家：

首先他知道这个睡眠正常的时间是 8 个小时，但是这个睡眠从什么时候开始睡很重要，不是说我睡够了 8 个小时就可以了。其实正常应在晚上的 11 点左右入睡，然后在早晨 7 点左右起床，这是最好的一个睡眠时间段。有的人说我一到晚上就兴奋，越到晚上越精神，尤其是过了 10 点以后，脑子就觉得特别清醒，工作效率特别高，就喜欢在这个时候来工作，不知不觉一兴奋就睡得晚了，可能就到夜里两三点才入睡了，第二天早晨自然就起不来，就会起得晚一些。

还有一些人说我白天干什么都行，一到晚上就什么都不想动，就累得动不了了，所以 10 点之前肯定得睡觉，更有甚者说我 8 点就想睡了。

嘉宾：

嗯，我身边也有些人经常说我一吃完饭就犯迷糊。

专家：

8 点就睡了，那第二天早早就醒了，有些人说我凌晨四五点钟就醒了，甚至有些人三点就醒了。也不是说这样就完全不行，每个人还是因人而异，对于大多数人来说是需要我们正常的时间点来睡眠的，但有些人就是习惯早睡早起，有些人就喜欢晚上晚睡一会，这种情况下，只要是能保证第二天有一种比较好的状态，也是可以的。

嘉宾：

最近身边的朋友老说自己又失眠了，林老师，判断是否为失眠有什么依据吗？

专家：

一般从下面 4 点判断是否有失眠：一是躺下后超过 30 分钟以上才能入睡；二是容易惊醒，夜间觉醒次数超过 2 次以上；三是睡眠质量低，容易做梦；四是睡眠时间少于 6 小时。

嘉宾：

那造成失眠的原因有哪些呢？

专家：

失眠是人体
阴阳失衡的
表现。

原因其实是很多的，白天阳气旺盛，夜晚阳气就要潜入到阴，失眠实际上是一种阴阳的失调，确切地说，是阳不入阴这样的一种状态，一种情况是阳气太盛了，它无法完全入阴，再一种情况是阴液不足，阴液偏虚，阳气太盛就有火，火热扰心，扰乱心神，因为我们的睡眠主要和神有关系，再一个阴液不足就会出现心神失养，这两种情况都会导致失眠。

具体来说，阳盛会表现为什么？是和我们的

情绪有关系，压力比较大，晚上就容易睡不着。还有就是特别生气的时候也会睡不着。再一个就是特别兴奋的时候也睡不着，这就是五志过极。

还有一种情况是和胃肠道有关系，中医中有句话叫"胃不和则卧不安"，不知道你有没有这种体会？

失眠与脾胃功能失调有关。

嘉宾：

有，特别是晚上吃得晚，吃得又多，今天晚上这觉肯定是睡不好了，越躺在那儿，就越觉得肚子难受，好不容易睡着了梦还多。

专家：

对，确实是这样的，这种就是因为饮食积滞导致了刚才您提到的痰热，热扰心神，又有痰浊，所以就会出现一种情况是睡不着，还有就是即使睡着了也不踏实，做梦多，所以这两种情况是比较常见的阳盛的表现。

除了这些以外，其他情况的失眠我们多认为是神经衰弱，表现出来的一个是血虚，阴血不足；再一个是肾虚，最典型的肾虚是心肾不交，一般来说，我们心在上，属火，肾在下，属水，心肾应该是相交的，就是说水火相济，这样，人才是一种平衡的状态，这种除了我们说的失眠以外，还会出现心烦、腰膝酸软等症状，这是一种虚的表现。

还有一种是气血不足，这个人一看就是贫血，面色萎黄，身上觉得没有劲儿，甚至有的女性还会出现月经量比较大，那么也会影响睡眠。

失眠与胆的功能失调有关。

还有一种情况，就是与胆有关系，我们说这人胆小，是他胆气不足的问题，中医中有一句叫"心虚胆怯"，其实在中医中这是一个证型。

嘉宾：

胆小也是病啊？

专家：

对，所以胆小是由气虚导致的，就经常表现为犹豫不决、胆小怕事，做什么决断不行。

嘉宾：

是，这种人睡觉也不踏实，容易惊醒。

专家：

对。还容易多梦，这种就是心虚胆怯型，以上说的这些就是从中医角度来讲比较常见的一些失眠的原因。

嘉宾：

习惯性晚睡该如何解决？

您看我就属于您刚才说的一种情况，有时候因为工作的原因，有时候因为看看手机、电视，总之都得拖到很晚，一般 12 点以后吧，这时反而越看越精神，有时这精神头都能拖到夜里一两点钟，才慢慢消散，才能躺下睡觉，像这种情况怎么办呢？怎么能让按照您说的 11 点左右能够安然入睡啊？

专家：

其实您这种情况非常常见，就是现在因为手机什么的普及以后，大家基本上都是临睡前习惯性地再把手机看一遍，看看朋友圈啥的，一不留神，一个小时就过去了。所以我们首先自己要强迫自己，就是基本上到了 10 点，就要开始做准备，避免让自己特别地看一些兴奋的东西，包括手机、电视、小说等，实在控制不住不看手机的，就把手机放在离卧室远一点，毕竟放卧室里，手机的辐射对人体也不好。就试着上床做好睡觉的准备，刚开始会有一个适应阶段，睡不着就躺在床上，休息休息，然后时间长了，慢慢就适应。

再一个就是睡觉前泡泡脚，泡脚可以促进人体血液循环，对改善睡眠有好处。

还可以压耳豆，贴完耳豆后揉一揉，揉到发热就挺好的，对睡眠是有帮助的。

除了这些以外，还可以用刮痧板梳头，尤其我们头顶中间的百会，周围的四神聪，都可以起到改善睡眠的作用。

睡觉前远离让自己兴奋的东西，像手机、电视、小说等。

睡前泡泡脚对睡眠有帮助。

取神门、枕、皮质下、心、肝、肾，每周 1～2 次，每天按压 2 次，直至耳部发热对睡眠有帮助。

梳头 3～5 分钟，可调节头部神经功能，松弛头部神经紧张状态，促进局部血液循环，对改善睡眠有一定作用。

重点回顾

● 失眠的症状有哪些？

1. 躺下后超过 30 分钟以上才能入睡
2. 容易惊醒, 夜间觉醒次数超过 2 次以上。
3. 睡眠质量低, 容易做梦。
4. 睡眠时间少于 6 小时。

● 习惯性晚睡该如何解决？

1. 睡觉前远离让自己兴奋的东西, 像手机、电视、小说等。

2. 睡前泡泡脚对睡眠有帮助。

3. 取神门、枕、皮质下、心、肝、肾, 每周 1～2 次, 每天按压 2 次, 直至耳部发热对睡眠有帮助。

4. 梳头 3～5 分钟, 可调节头部神经功能, 松弛头部神经紧张状态, 促进局部血液循环, 对改善睡眠有一定作用。

※一招教你远离失眠

扫描二维码
听医生为您讲解详情

　　失眠给人们带来极大的痛苦和心理负担，很多人长期服用安眠药却依然睡不着，有的人即使睡着了，也经常在半夜醒来。如果失眠伴有心慌或胸闷的症状，那么很有可能是心脏出大事了。也就是说困扰您多年的失眠，其实是心脏惹的祸。下面就请北京中医药大学国医堂李成卫副主任医师给大家一个小妙方，让您养护好心脏，远离失眠困扰。

北京中医药大学国医堂副主任医师：李成卫

‥‥

　　李成卫，医学博士，副教授、硕士研究生导师。金匮要略教研室教师；燕京刘氏伤寒学派第四代传人、沈氏女科二十代传人。张仲景诊治体系的历史与应用研究；中华中医药学会科普分会、世界中医联合会临床思维委员会常务委员，民间医学促进会沈氏女科分会副会长；参与各级科研项目10余项，获得国家科技进步奖二等奖1项，省部级等奖项6项，发表论文80余篇，主编著作20部。

嘉宾：

　　李老师，我想先问您一个问题，您知道世界上最简单机械而又极其痛苦的事情是什么吗？

专家：

　　最机械最痛苦？这个我还真不知道。

嘉宾：

　　不知道？我告诉您就是在后半夜去数羊。一二三四……完全睡不着，最近就是我这个失眠的状态非常非常明显。您快帮帮我吧，李老师。

专家：

　　睡眠的这个原因呢，有很多种，按现在的这个生活状态有些多发的睡眠障碍会被忽视掉，其中有一种就是心脏的病变导致的睡眠不好，入睡困难、容易醒。

心脏疾病导致的失眠极易被忽视。

嘉宾：

　　还有心脏病变导致睡眠不好的这种问题？

专家：

　　有这个问题！我教《金匮要略》嘛，金匮胸痹篇，有"胸痹不得卧"，解释起来就是胸痹，胸痹归属心脏病，患了这个病不得卧，想躺下睡觉躺不下，睡不着，是这么一个情况。那睡不好觉呢，也反过来会影响心脏得不到休息，会加重这个失眠的问题。

失眠反过来又会加重心脏疾病。

嘉宾：

其实这是一个恶性循环。

专家：

对，是个恶性循环。

嘉宾：

李老师，那您在临床工作当中，有没有碰到过这种类似的患者啊？

专家：

这种患者现在特别多，我现在门诊上大量的患者都是这种睡不着觉的情况。一查呢，它会是一个与心脏有关的问题，开始我也不太明白，咱们金匮里有一个酸枣仁汤。酸枣仁汤治那个神经衰弱性质的失眠挺好的，有一些患者我用这个酸枣仁汤之后呢，最早期的时候越吃越厉害。

心脏疾病导致的失眠发病率高。

嘉宾：

还越吃越重，这是为什么呢？

专家：

因为酸枣仁汤里边，有个清虚热的知母！知母是个寒凉的药，寒凉的药呢，实际上从中医上说就是它能清热，这样就会伤阳气，西医就特别明白这个道理，就是说知母抑制心脏功能，本来心脏作用机制它是这个样子的：心脏它足够强大的时候，任何体位它都可以工作。杂技运动员可以

躺下心慌、胸闷、睡不着说明心脏有问题。

倒着个，这个没问题吧。有些年轻人身体好，坐过山车怎么折腾都可以。那么当它功能不好的时候，它就挑剔了，体位对它的影响就大了。比方说当躺下睡觉的时候，心脏会变成另一个状态了。躺下来之后就会影响它的功能，患者就会出现心慌、胸闷。有时候时间长了，患者适应了，没有这种心慌、胸闷的表现，患者只表现为躺在这睡不着，想心事，想心事能想好事吗？

嘉宾：

容易想些让人不舒服的事。

专家：

越想越闹心，越想越睡不着，这是一点。第二个表现就是患者终于睡着了，按这样一个对心脏不舒服的姿势睡觉啊，睡一段时间后，它就受不了，受不了就把人给叫醒了。就刚你说的那个情况，有一些人会早醒，两三点钟醒了，再睡就不容易了，他且得等好长时间才能再入睡，结果一看表六七点了。

嘉宾：

也该起床了。这晚觉改成早觉了。

专家：

这大体上是我理解的心脏导致睡眠不好的原因。

嘉宾：

李老师，我还发现一个问题，就是有的患者他睡不着觉，他是这样，就是原来某一个体位是能睡着的，但是换了一个体位以后就怎么也睡不着了！

专家：

这是因为不同的体位对心脏的功能影响不一样！很简单，心脏长得靠左，大家的心都是偏的嘛。

嘉宾：

都是偏心眼。

专家：

那么靠左侧，一躺下来，心脏会被两个肺叶压迫，这个时候特别锻炼心脏的功能，心脏的功能要是好，这个没事。怎么睡都行，心脏功能要是不好了，就会对他有影响。躺一会后，不仅觉得胸闷，而且有的时候他左侧的胳膊都会觉得麻、疼，有疼、不舒服的感觉，就像拎着个东西一样躺在床上。出现这种情况的时候呢，基本上可以判定他，不能说是心脏病，但是最起码你可以判断这个人素体心脏功能不太好。

左侧卧睡不着说明心脏功能不好。

嘉宾：

归根结底还是心脏功能的问题。老师，那您能给我们再详细地说一下，这个由心脏导致的失眠，它有什么特殊的症状吗？

心脏导致的失眠症状：胸闷、心慌、气短，着急时易出汗。

天凉血压突然升高说明心脏功能不好。

专家：

平时容易胸闷、心慌、气短，一着急就出汗。再有呢，就是典型表现在睡觉方面，睡觉不好，入睡困难，有人甚至到了什么程度呢？就是一到睡觉了，躺在床上翻来覆去睡不着，这是很痛苦的事。

嘉宾：

这个我是深有体会，您要这么说，我就明白了，有的人睡不着觉是因为这个心脏的问题，我发现其实我睡不着觉，是因为我想多了。

专家：

心事太多了也不行。那么还有一些就是由于睡眠不好，心脏不好，会继发很多其他的情况。马上天凉了，天一凉血压容易升高，那有的血压高是由于心脏不好，应激性反射性血药的升高。

嘉宾：

不是咱们平时说的那种老年人血压高。

专家：

血压高分两种，一种是血压高的血压高，一种是不是血压高的血压高。有一种呢，就是其实老年人睡足了觉，什么事都没有。

嘉宾：

觉睡好了，身体就好着呢。

专家：

　　对，什么都好，就是睡不着觉，这类老年人的这个血压高就是典型的血压高，是早上起来血压就高。心脏导致的这个血压高有什么特点呢，就是累了一天之后心脏功能不好，到了下午血压高起来。

　　那有这个治降压的药，中药也好，西药也好，它抑制心脏功能，抑制了心脏的功能反而更不好了。吃更多的药，心脏更不好，睡眠更差，就刚才说的这个恶性循环。

嘉宾：

　　老师，那如果我确定我自己，是这个心脏导致的失眠，那该怎么治疗呢？

专家：

　　治疗呢，除了我说的这三点之外，我给大家一个建议，就是睡眠它是一个什么样的过程呢，是体温下降，所有的器官跟体温同步地下降下来，这个人才能睡得着。

嘉宾：

　　就平和了。

专家：

　　那么因为这个心脏的功能导致不能睡眠呢，它是什么状态呢？是因为心脏，它不敢把功能下调下来，因为心脏功能不正常，它的能力比较弱，

下午血压升高说明心脏有问题。

部分降压药抑制心脏功能导致失眠。

心脏长期处于兴奋状态导致失眠。

它要是再下调下来，就不能保障大脑的供血。

嘉宾：

得使劲跳。这个就跟我学习一样，因为我不如别人那么聪慧，所以我就要格外地努力，我才能超过他们。

专家：

那么处理这种情况呢，就是我们可以适当地吃一点补心气、活血的药，比方说西洋参、三七粉。

一般认为，吃点三七粉会对心脏有好处，但是也不能吃过了，活血就伤血，活血也伤气，气伤了呢，瘀血会更重。

嘉宾：

那怎么用比较合适呢？

专家：

用三份的西洋参配一份的三七粉，以补气为主，每天睡觉之前吃上一小点，对胃也不会有太大的刺激，然后十到十五分钟后，三七粉加西洋参把心脏的功能调整到能够有能力跟其他的器官同步把功能降下来的程度，那患者就能安然地入睡了。

三七粉食用过量会损伤气血。

睡前温水服用三七粉和西洋参（比例为 1:3）效果更佳。

重点回顾

1. 睡眠状态可以反映心脏的健康状况

（1）如果入睡困难，并且躺下后出现心慌胸闷的症状，那说明心脏调节能力低下，可能有心律失常和心梗风险。

（2）如果夜间汗出异常或醒后不易入睡，则说明人体在睡眠过程中各器官都在好好的休息，但是心脏却依然处于兴奋状态，这也是心脏疾病的早期症状。

（3）左侧卧有胸闷的情况，也说明心脏有问题。

2. 睡前温水服用三七粉和西洋参（比例为1:3）对改善因心脏功能不好引起的失眠有良效。

黄褐斑的中医治疗

※

扫描二维码
听医生为您讲解详情

　　黄褐斑是女性美丽的终结者，清秀的面孔、雪白的肌肤上却爬上了黄褐斑，实在让人苦恼不已。中医有没有什么好办法来应对黄褐斑呢？来听听北京中医药大学国医堂李献平主任医师是怎么说的吧！

北京中医药大学国医堂主任医师：李献平

• • • •

　　李献平，北京中医药大学方剂学教授，国医堂主任医师。第三批名老中医学术经验继承人，师从首都国医名师聂惠民教授，北京市中医药管理局命名的"李献平名中医基层学术传承示范点"首席专家。培养研究生30余名。

嘉宾：

李老师，有很多女性经常为了黄褐斑感到苦恼，您有没有遇到过黄褐斑的典型病例啊？

专家：

这样的病例是很多的，因为黄褐斑在临床上非常常见，其中有一个女性，今年34岁，她也是生产以后，就是在脸上两颧部出现了像蝴蝶一样的一种黄褐斑，这是一个很典型的像蝴蝶一样的黄褐斑，她有一个特点，就是她的头发比较长，老喜欢用头发遮盖。

嘉宾：

两边遮一下还显瘦。

专家：

女性很喜欢美。

嘉宾：

那是肯定的。

专家：

她老觉着有了黄褐斑以后，自己很不美，所以她从心理上就不自信了，一不自信了她就用头发老遮盖，老用头发遮盖实际上对黄褐斑的愈合按说也不是特别好。但是她也这是一种保护自己的做法。后来呢，我就是给她治疗以后，斑变浅了，她现在就说，自己的头发也开始梳上去了，她就不遮盖了。

嘉宾：

终于敢扎这个马尾出门了。

专家：

对对。

嘉宾：

李老师，那到底什么样的斑叫黄褐斑呀？像有些女性脸上偶尔起的那种一个一个小斑，算不算黄褐斑啊？还是非得是蝴蝶那样的才算啊？

专家：

这个黄褐斑它是有一定定义的，像你刚才说的那种点状小斑，我们有时候叫它雀斑。那么黄褐斑呢，我们一般也叫妊娠斑，因为它的出现有时候跟适龄妇女妊娠以后内分泌代谢发生了紊乱有关系，是因为内分泌代谢发生了紊乱而出现的一种色素沉着，我们把这种情况叫黄褐斑，那么它的典型的分布就在两颧部，一般两颧、面颊呈对称性的一种蝴蝶样的分布。

嘉宾：

哦，要对称。

专家：

所以这样有时候也叫蝴蝶斑，黄褐斑它主要与内分泌失调有关，所以像妊娠、月经不调、内分泌失调以后，特别一些肝胆疾病的患者，还有肾病的患者，容易出现黄褐斑。

黄褐斑又被称为蝴蝶斑、妊娠斑。

黄褐斑的常见原因：内分泌失调，患有肝胆疾病或肾病。

嘉宾：

那您说这个黄褐斑女性长，男性有长的吗？

专家：

一般来说呢，女性特别多见，男性也有。

嘉宾：

男性又不妊娠，也会长呀？

专家：

我刚才提到了这个跟患肝胆疾病、肾病也有关系，像肝硬化患者，不一定都是女性，也有男性啊，肝硬化患者有时候也会出现黄褐斑，有时候肾病患者也会出现，多见于女性，但不等于男性没有。

嘉宾：

哦，我明白了。那还有什么其他的原因，可以导致出现黄褐斑吗？

专家：

黄褐斑实际上主要是与内分泌失调有关系，所以黄褐斑分为三大类，一类就是疾病方面的影响，这种疾病主要指的就是体内一些器质性疾病的改变，当然也包括功能性的，像一些妊娠的变化，另外一些卵巢的疾病，还有肝胆系列的疾病，肾脏的疾病，使内分泌失调以后，黑色素细胞分泌增加，这个时候呢，黑色素淤积到脸的部位，所

黄褐斑的形成与疾病瘀关系。

冷冻、激光、化学剥脱等表皮伤害后留下的色素沉着可致黄褐斑。

以就会形成黄褐斑。

还有一种因素，就是理化因素的影响。比方说像冷冻、激光，或者一些物理的因素刺激，对皮肤造成损伤，这个时候也容易形成黄褐斑。

嘉宾：

但这种不多见吧。李老师，谁没事儿，天天照激光去呀？

专家：

对，这种情况确实不多见，但是我们发现黄褐斑它有时候跟日光有关系，

雯雯：

跟阳光有关系？

专家：

对。有时候日光的强烈刺激也会引起黄褐斑。比方说我们有时到一些炎热的地带回来以后会发现自己脸上起了斑，实际上这也可以归属到物理刺激这一类。

再一方面就是我们现在好多女士喜欢用化妆品，如果用一些劣质的化妆品对皮肤是有损害的，它会使皮肤产生一些变异，也会出现黄褐斑现象。

用了劣质化妆品可致黄褐斑。

嘉宾：

李老师，我听很多女性说都觉得这个黄褐斑能让她老十岁，那到底应该怎么去治疗呢？尤其是这个中医药有没有什么好办法呢？

专家：

对黄褐斑的治疗有一定的难度，但是我们现在临床上对这方面的研究力度也比较大，像黄褐斑的患者，他们的心情都不是特别舒畅。

嘉宾：

对。

专家：

所以容易肝瘀气滞，在出现黄褐斑之前就容易肝瘀气滞，得了以后，就更容易肝瘀气滞。

嘉宾：

一照镜子就肝瘀气滞，就觉得不舒畅。

专家：

所以在疏肝理气方面就很重要了，另外呢，它形成黄褐斑了以后，这块皮肤颜色变深，我们中医认为跟瘀血有关系，跟痰湿有关系，所以我们在治疗方面首先有一个大法，第一方面，我们要考虑补肾；第二方面，要注意疏肝、凉肝；第三方面注意活血；第四方面要注意化痰祛湿。这里我给大家提供一个小药方，就是马齿苋，马齿苋很好找的。

中医治疗时会从以下四个方面考虑：①补肾；②疏肝、凉肝；③活血；④化痰祛湿。

嘉宾：

好找，夏天满地都是。

马齿苋 60 克、浮萍草 50 克、骨碎补 40 克，水煎沸腾后，倒出汤药防温，外洗面部，可消斑。

专家：

对，用马齿苋 60 克，然后再加上些浮萍，浮萍也不难找，就浮萍草。

嘉宾：

浮在水里的？

专家：

对，就水上漂着的小圆片片，浮萍草 50 克，再加上骨碎补 40 克，用它们水煎外洗，因为这三味药，外洗有增白作用，对消斑特别好，所以我们提供这个小药方是可以用的，因为它外洗没有什么副作用。那么内服药它没有一个特别成形的方子，不过我们现在也有些方子，比如补肾的六味地黄丸、疏肝的逍遥散等。但是我特别希望就是根据患者的个体情况，我们来灵活组方，这也叫辨证施治，就根据患者的情况，根据他的肾虚程度如何、肝瘀如何，我们来辨证施治。还有就是关于用量的问题，也是因人而异的，我们要根据他的具体情况来确定药物用量。

嘉宾：

反正大致就是这些常用的药。但是怎么用，哪个跟哪个配伍在一起，用多少，还是得听大夫的。

专家：

对，是这意思。

嘉宾：

老师，那我们生活中应该注意一些什么吗？

专家：

生活当中我们注意要吃一些容易消化的东西，盐类，就是比较咸的食品，我们尽量要少吃一些。

嘉宾：

有人说这长斑，不能吃酱油啊？是这样吗？

专家：

深色的，越吃越黑。所以颜色深的就不行。

嘉宾：

还真有关系呀！

专家：

有关系的，所以说黄褐斑的患者，注意饮食要清淡，多吃易消化的食物，这很重要。还有就是心情要愉快，这个也特别重要，就是不要老抑郁。黄褐斑的患者，心情愉快，要有自信，这个斑会慢慢消退的，大家一定要有信心。

平时注意饮食要清淡，心情要愉悦。

鼻炎别再忍，调体是关键

※

扫描二维码
听医生为您讲解详情

鼻炎很多人都有，也深知它的苦处，它往往伴随两个字：慢性。天气一冷它就开始张牙舞爪，稍微遇到点尘螨灰尘，它就开始折磨你，鼻塞这样的疾病如何才能对症下药，摆脱痛苦呢？来看看北京中医药大学国医堂张惠敏副主任医生是怎么说的吧！

北京中医药大学国医堂副主任医师：张惠敏

••••

张惠敏，中医师承博士后，师承王琦国医大师。北京中医药大学副教授、副主任医师。擅长采用方药、针灸、埋线、推拿、贴敷等多种疗法防治过敏性呼吸系统、消化系统、皮肤系统等疾病，并对慢性疲劳综合征、妇科、儿科疾病也有较为丰富的临床经验。

嘉宾：

张老师，一到换季的时候我就会出现鼻炎，特别严重。最大的特点就是先鼻子痒，痒完以后，就跟那个蚂蚁爬似的，特别难受，真的就像鼻子里有个蚂蚁在里边爬一样，然后马上就打喷嚏，一般情况下一打喷嚏，少说也得十几二十个，多的情况下三五十个都有可能，有时候打起喷嚏，觉得气都上不来，就一个喷嚏接一个喷嚏，然后就是鼻涕、眼泪哗哗往下下别人出门的时候，基本都是着重检查一下钥匙、手机是否都带了，我要出门时，就要比别人多检查一样，就是我兜里必须得带纸，没纸我根本不踏实。

专家：

现在挺正常的？

嘉宾：

我现在正常是因为我昨天晚上吃了抗过敏药，我记得有一次是我们开完会以后，我们领导说，我来总结两句，然后我们领导总结了一句，我打了个喷嚏，然后他又总结了一句，我又打了个喷嚏，接着他又总结一句，我又打了个喷嚏。最后我们领导说：春风，你是不是对我有意见啊？我这个尴尬啊，说真的不是，我这想打喷嚏的劲上来以后根本停不下来，特别难受。

专家：

是吧？鼻炎严重时，甚至会影响工作，还有

鼻炎常见症状：鼻塞、流鼻涕、鼻痒、咳嗽、头痛、头昏、眼疼、喉咙疼、鼻孔肿等。

的人严重得呀，就用那种 130 抽的面巾纸，能一天用一包。

嘉宾：

那比我还要严重。

专家：

所以好多鼻炎患者家里主要的消费就是这个面巾纸。我治过一个患者，跟你的年龄相仿，只不过她是一个女性，患过敏性鼻炎有 10 多年了，她主要是对冷空气过敏，比如说夏天空调里的冷风，还有打开冰箱，那个冷气一出来，她马上就会打喷嚏、流鼻涕。另外，还有冷热空气交替，冬天屋子里暖和，一出门迎上冷风，马上就会打喷嚏，所以她这鼻子对这个冷空气特别敏感，她就经常戴一个口罩，身边的人就给她起了个外号，叫"口罩小姐"。

真实病例：鼻炎患者 10 年来对冷空气过敏，只能天天戴口罩，通过调体、熏鼻子，症状得以控制。

嘉宾：

那回头我也戴个口罩，我叫"口罩先生"。

专家：

我给她用中药调体，再加上一些宣通鼻窍的药物治疗，大概服用了 1 个月，这个药物我让她回家自己煮，煮完了以后，先不要倒出来，先就着药锅熏鼻子。因为我们很多通鼻窍的药物，它都是芳香的，有挥发性。

嘉宾：

还可以熏鼻子？

专家：

对，就这样熏一熏鼻子也能起到一定的治疗作用，有的人一到晚上鼻子就不通气了，熏完鼻子以后晚上就通气了，就能睡一个好觉。等没有热气了以后，再倒出来喝掉，这样先熏后服可以增强疗效。

嘉宾：

这还能两用啊？

专家：

是的，药烫的时候先用来熏。

嘉宾：

药还可以用来熏？

专家：

对！大概治疗了 1 个月，她这些症状就控制住了。现在很多人在鼻炎最初发作的时候并不重视，甚至有人以为不过是轻微的打喷嚏、咳嗽，只要在换季时注意一下，适当地给点药就可以了，殊不知鼻炎就是这么一点点发展起来的，防微杜渐，注意小的症状，才能从源头上远离鼻炎。

嘉宾：

　　我也觉得过敏性鼻炎就在发作时特别难受，鼻涕一把泪一把的，但它也不是天天都发作，除了对生活上有一些影响，难道还会有其他危害？你像我平时，我吃点抗过敏药，顶一顶也就过去了，是不是可以不用治疗啊？

专家：

　　很多过敏性鼻炎患者就是像你这样来处理的，发病的时候，用一点抗过敏药就过去了。

嘉宾：

　　或者喷喷鼻子。

专家：

　　其实过敏性鼻炎如果不好好治疗，还是有不小危害的，下面我就来说一说过敏性鼻炎的危害。鼻子通过鼻泪管是和我们的眼睛相通的。

嘉宾：

　　难怪人在哭的时候会流鼻涕，原来它们是通着的啊！

专家：

　　是的。同时鼻子通过咽鼓管也和我们的中耳道相通。

嘉宾：

　　和耳朵也相通啊，所以我知道为什么耳鼻喉科要放在一起了。

专家：

　　所以有的严重的过敏性鼻炎，患者不仅觉得鼻子痒痒，还会觉得耳朵痒痒、眼睛痒痒，如果不治疗，它就会迁延不愈。这种慢性炎症就会蔓延到眼睛和其他部位，引起过敏性的结膜炎、中耳炎、慢性咽炎、过敏性咽炎、过敏性咳嗽，还有哮喘。

　　第二个危害呢，就是可以引起鼻窦炎、鼻息肉。

　　另外，如果小孩得了过敏性鼻炎，它可以使小孩的嘴唇变厚，牙齿外突，而且鼻梁是扁平的，就形成了过敏性鼻炎的面容。

　　还有如果长期患鼻炎，由于会有鼻塞的症状，还会导致有的人晚上睡不着觉。

嘉宾：

　　当然我们也知道这个鼻炎，有这种流鼻涕、打喷嚏的症状，和感冒特别相似。

专家：

　　是，过敏性鼻炎初期的时候特别容易被误诊为感冒。

嘉宾：

　　那两者怎么区分呢?

过敏性鼻炎危害①引起过敏性结膜炎、分泌性中耳炎、过敏性咽喉炎、支气管哮喘；②引起鼻窦炎、鼻息肉；③使儿童嘴唇变厚，牙齿外突，排列不齐，鼻梁扁平；④导致失眠，记忆力下降，注意力不集中。

过敏性鼻炎的特点：①喷嚏连续打；②发作时间有规律；③遇到刺激性气味打喷嚏；④吃感冒药也不起效。

专家：

过敏性鼻炎的喷嚏是连续打，打很多，而且它这个发作时间也有规律，比如说遇到冷空气，闻到刺激性的气味，而且打的时候很剧烈，感冒了打喷嚏，一般就是感冒初期打那么两三个就过去了，如果当感冒治的话，吃了感冒药也不顶用。

嘉宾：

得了过敏性鼻炎，除了吃这个抗过敏药，张老师这儿有没有一些好的秘方呢？

专家：

中医治疗过敏性疾病是以改善他的过敏体质为主要的治法，它不像西医，西医主要是针对过敏源。

嘉宾：

过敏体质这个应该是属于天生的吧？这个还能调吗？

调理体质可以让身体变得不再易过敏。

专家：

过敏体质它是有很高的遗传性，像我在门诊上，给小孩看过敏性鼻炎，爸爸妈妈带着来的，我说你俩谁有鼻炎呀，肯定有一个有，或者两个都有。它虽然有这么高的遗传性，但是这个体质呢，它是可调的，把他的体质调整为一个正常的状态，就是平衡状态的时候，患者即使遇到了所谓的过敏源，也不会再发生过敏反应了。

嘉宾：

　　张老师，调理体质可以从身体的本质出发，从根本上解决过敏性鼻炎带来的痛苦，可调理体质毕竟是一个长期的过程，鼻炎急性发作难受得不得了。这时候中医有没有什么办法可以帮助我们迅速缓解症状呢？

专家：

　　我先介绍一个预防过敏性鼻炎的方法吧。

嘉宾：

　　好，先预防，因为只要一发作了，治起来就会非常困难。

专家：

　　有些像是季节性发作的患者，像在春天容易犯过敏性鼻炎。比如说 3 月份容易发作，就在 2 月份来服用这个方子，这个方子是由生黄芪、炒白术、防风组成的，是一个古方，叫玉屏风散。

嘉宾：

　　就是像屏障一样？

专家：

　　对，提高我们的正气，抵御外邪。所谓的外邪，就是过敏源了。把过敏源屏障在机体之外，又加上了辛夷，辛夷是宣通鼻窍的一个药物，它就是玉兰花的花蕾，还有一个就是灵芝。

用生黄芪、炒白术、防风、辛夷和灵芝煮水喝可以预防鼻炎。

嘉宾：

大家都说灵芝能提高免疫力。

专家：

对！用这五个药煮水喝就行，如果过敏性鼻炎比较严重的，就像你这样的，可以提前 1 个月就喝，天天喝、早、晚各 1 次。你肯定知道你容易发作的时间吧，提前 1 个月喝就行，连着喝 1 个月。

嘉宾：

对，然后像我这样比较重的，我就不间断地去喝这个药。

专家：

如果症状比较轻的话，就可以提前半个月喝。

嘉宾：

我喜欢这个，我已经很讨厌吃这个抗过敏药了，吃抗过敏药有的时候会嗜睡，第二天没精神。

专家：

对，过敏药是会有这个副作用。

嘉宾：

那如果我已经发作了，经常用一些激素喷喷鼻子也会有副作用吧？

专家：

　　有好多人也会担心这个副作用的问题，可以用一个外用方，用到的药叫鹅不食草。

嘉宾：

　　鹅不食草？这鹅都不吃，会不会有毒啊？

专家：

　　是，它是有小毒。

嘉宾：

　　还真有毒啊！

专家：

　　对，所以外用，外用就没有毒了，它不通过肠道就好一些。将30克鹅不食草放入100毫升浓度75%的酒精中浸泡。

嘉宾：

　　得泡多长时间啊？

专家：

　　泡1天就能用了。我们自己做的时候就是拿一个带盖的瓶子，使用的时候就用棉签蘸一下，然后在鼻腔里涂一下，就可以了，涂完了以后这个鼻子就通气了，这样能够很快地改善鼻塞、鼻痒这些症状。

缓解鼻炎外用方
原料：鹅不食草30克、酒精（浓度75%）100毫升。
做法：用带盖瓶子泡1天；
用法：用棉签擦鼻腔。

重点回顾

● 过敏性鼻炎的特点

 1. 喷嚏连续打。
 2. 发作时间有规律。
 3. 遇到刺激性气味打喷嚏。
 4. 吃感冒药也不起效。

● 过敏性鼻炎的危害

 1. 引起过敏性结膜炎、分泌性中耳炎、过敏性咽喉炎、支气管哮喘。
 2. 引起鼻窦炎、鼻息肉。
 3. 使儿童嘴唇变厚，牙齿外突、排列不齐，鼻梁扁平。
 4. 导致失眠、记忆力下降、注意力不集中、性格急躁。

● 预防鼻炎小妙招

 用生黄芪、炒白术、防风、辛夷和灵芝煮水喝。如果症状较轻，可提前半个月喝，如果症状较重，要提前1个月喝，天天喝，早、晚各1次。

● 缓解鼻炎外用方

 原料：鹅不食草30克，酒精（浓度75%）100毫升。
 做法：用带盖瓶子泡1天。
 用法：用棉签擦鼻腔。

过敏性鼻炎这样治

※

阵发性喷嚏，清水样鼻涕，鼻塞和鼻痒，部分人群还伴有嗅觉减退，这是过敏性鼻炎的典型症状。一旦患上过敏性鼻炎，不仅症状痛苦，而且迁延难愈。下面，请北京中医药大学国医堂刘大新主任医师为您详细讲解过敏性鼻炎的症结和治法。

扫描二维码
听医生为您讲解详情

北京中医药大学国医堂中医门诊部主任医师：刘大新

••••

刘大新，国家级名老中医，曾跟随刘渡舟、任应秋、葛英华教授学习，从医 40 余年，国家中医药管理局重点学科学术带头人，中华中医药学会耳鼻喉科分会名誉主任委员，擅长耳鼻咽喉及呼吸、消化系统疾病治疗。

过敏性鼻炎不是因为免疫力低，而是排斥外来物质的反应。

专家：

咱们北京 3 月中到 5 月份比期间是过敏性的高发季节。很多人有一个误区，我给大家讲一个病例吧，前几天有一个患者，他说自己有过敏性鼻炎，然后他认为是免疫功能低，于是他就每天吃一个海参，结果吃了不到 1 周，他不但鼻子没好，全身又起了红斑，浑身痒，所以我们首先要强调的是过敏性鼻炎并不是免疫功能低。

嘉宾：

不是免疫力低，那为什么会出现过敏？

专家：

这是很多人的一个误区，过敏性鼻炎顾名思义是过于敏感。

嘉宾：

是更加敏感了。

过敏不宜补。

专家：

对！是免疫功能不协调了，甚至说亢进了，遇到外来的物质，空气里的这些物质呢，我们人体要自动地把它排出来，用什么方式呢？就用打喷嚏、流鼻涕，这是过敏性鼻炎的特点，所以过敏性鼻炎不能就吃那些所谓补的东西、提高免疫功能的东西，那是没必要的，反而适得其反。实际上免疫功能就像我们中医所说的阴阳。

嘉宾：

　　为什么呢？

专家：

　　阴阳平衡人不得病，免疫功能也是，强了也不行，弱了也不行，所以今天我们主要就说这个过敏性鼻炎，中医里把它叫作鼻鼽（qiu），《金匮真言》中也说了："春病鼽衄"，春天的时候这种病容易多，"鼽"就是流鼻涕、鼻子堵的表现。还有在《礼记·月令》中很早就提出来"季秋行夏令，则其国大水，冬藏殃败，民多鼽嚏"，什么意思呢？就是说如果到了秋天还像夏天一样炎热，雨水还比较多，这个时候应该在冬天收藏起来的这些谷物、粮食腐败了，空气中霉菌的含量就多了，过敏性鼻炎的患者也就随着多了，所以我们说中医对这个病的认识不单纯是过敏性鼻炎，而且包括了所有凡打喷嚏、流清鼻涕、鼻子堵这些症状的疾病！

嘉宾：

　　刘老师，那除了接触过敏原引起鼻炎外，还有别的因素吗？

专家：

　　还有可能是因为身体其他脏器的功能出现问题而引起了过敏，过敏性鼻炎患者遇到异味、冷空气就会犯病，这是因为肺的抵抗力差，对环境变动反应过于强烈，患者往往通过戴口罩等方法

免疫功能并非越强越好！

来预防，但是病根不在于外邪，而在于自身正气不足，所以积极的方法应该是扶正。

嘉宾：

那到底是哪些脏腑功能失职才会导致过敏性鼻炎呢？我们又该怎样针对性地治疗这个过敏性鼻炎呢？

专家：

肺功能虚弱则卫外功能失职。

这个过敏性鼻炎按中医分型大致分为这四个类型，第一个叫肺气虚损，中医说肺主气、司呼吸，肺是有宣发肃降的作用，而且肺还有一个作用称卫外功能，卫就是保卫，肺气虚损之后他的卫外功能就下降了，于是人一遇到外来的物质就会有一些反应，就出现了打喷嚏、流鼻涕的这些表现。

脾虚也会引起过敏性鼻炎。

除了这个，还有一个脾气虚损，脾气虚损局部的症状也是打喷嚏、流鼻涕，但是全身表现不一样，它是乏力，中医说脾主肌肉，如果脾虚就会觉得四肢乏力、没劲，还有一个特点是大便溏泄，就是大便不成形、偏稀，脾气虚弱之后实际上它和肺也有一定的关系，脾属土，肺属金，中医说土生金，如果脾不好，时间长了肺也受到影响，所以这就是中医把这个五脏的关系都要联系起来。

还有一型是肾气不足，有打哈欠、肢寒怕冷的表现，临床上经常见到这些患者，他不光手脚冰凉，而且面色也比较灰暗，即使是在夏天，他可能也穿得比一般人要多，我们看前三型有什么特点呢？都属于虚证，所以肺、脾、肾三脏的虚损是过敏性鼻炎最主要的中医辨证原因，但是也有与它们不一样的，叫肺经郁热型，他反过来怕热，这种多见于青壮年，平时身体很好，不光是怕热，我们检查他鼻黏膜也不像虚证有苍白、水肿，而是充血。

如果以中医治疗为主，肺气不足的我们可以宣肺、益气、固表、通窍。

嘉宾：

好复杂啊！

专家：

它有一个代表的方子，大家也很熟悉，叫玉屏风散。顾名思义，它像一个屏风一样把你保护起来，吃了这个药就不那么怕风、怕冷了，所以这个玉屏风散是中医治疗卫表不固非常常用的方药。

第二型，脾气不足，脾气不足会怎么样？脾在中焦，可以用理中丸。

嘉宾：

理中丸，专门对应中焦的？

专家：

对，把中焦给调理好，把脾气给它健足，使得脾升清降浊的功能恢复正常，它局部的症状就会改善。

第三型，肾气不足会用什么药呢？

嘉宾：

我知道，用金匮肾气丸，对吧？

专家：

金匮肾气丸是非常常见的一个方子，我们的确可以用它补肾纳气，在临床上再配合一些通鼻窍的药，这样就会起到非常好的临床效果。

最后一型就是热的了，中医讲，虚则补之，实则泻之，寒者热之，热者寒之。如果是以热象为表现，那我们给他的肯定是以一些清热泻火药物为主，有一个方子叫辛夷清肺饮。这里面就是一些清热、宣肺、通窍之类的药物。所以用这些药治疗肺经郁热型。

但是我还要强调临床上是以前三型最多见，就是以虚寒表现为主，这种有热象表现的相对还是很少。

嘉宾：

所以大家还是要找专业医生来诊断自己是哪种类型的过敏性鼻炎。

专家：

对，另外，抗过敏药至少要吃两周，要长久保持体内有一定的药物浓度才能产生效果，千万不能随意停药。另外，保持大便通畅也是缓解过敏的方法。从中医的角度来说，肺与大肠相表里，下面通了上面才能畅。

还有一种就是中医的特色疗法，是中医外治法。

辛夷清肺饮可风热郁滞肺经所致的过敏性鼻炎。

嘉宾：

中医外治法？要动刀吗？

专家：

我们中医的这个外治法叫鼻丘割治，割治就是把这个表面给它割开，但现在随着这个设备的改进，我们已经不用刀子去割，因为用刀子割完，容易出血啊，我们可以用微波、射频、激光、双击电凝，这些治疗方法既安全，效果也比较明显，在鼻腔的外侧壁有一个略略凸起的地方，像丘陵一样，所以叫鼻丘。

嘉宾：

刘老师，那为什么治疗这个点呢？

专家：

因为鼻丘是鼻腔神经末梢特别丰富的地方。呼吸时气体一进来就容易刺激到它，所以一遇到冷空气就会打喷嚏、流鼻涕，首先刺激的就是鼻丘这个地方。那我们就想办法怎么降低它这个敏感，借助于现在的这些设备治疗后，它就不出血了，而且它的敏感性也降低了。

鼻丘是鼻腔的敏感部位，亦是变态反应性鼻炎的靶器官，鼻丘割治可降低鼻黏膜的敏感性，达到治疗目的。

重点回顾

1. 过敏性鼻炎不是因为免疫力低，而是排斥外来物质的反应。

2. 免疫功能并非越强越好！

3. 脾虚也会引起过敏性鼻炎。

4. 辛夷清肺饮可治疗风热郁滞肺经所致的过敏性鼻炎。

5. 过敏性鼻炎可用中医外治法——鼻丘割治疗。

治疗鼻炎并不难，找对方法是关键

无论是影视剧中还是现实生活中，流鼻涕都会给人脏兮兮的感觉，再帅、再好看也掩盖不了鼻涕带来的违和感，而鼻炎往往是流鼻涕的诱发因素。下面就请北京中医药大学国医堂王彤副主任医师来给您讲讲鼻炎的治疗。

扫描二维码
听医生为您讲解详情

北京中医药大学国医堂副主任医师：王彤

....

王彤，医学博士，教授，中医基础理论专业博士研究生导师。国家级名老中医、首都国医名师尉中民教授学术经验继承人。国家级名老中医尉中民教授传承工作室负责人，中华中医药学会中医妇科分会委员。临床擅长辨病与辨证结合治疗内科和妇科多发病及常见病。

嘉宾：

　　据调查显示，我国不同类型的鼻炎患者已经达到了 3 亿人，也就是说，每 10 个人里有 3 个人是鼻炎患者，不过我看他们好像也没怎么在意，就是都有一个现象，就是纸不离身，随时擤鼻子，也建议他们去治疗，但是好像都反映说又不能根治，所以就放置不管了。王老师，我听说这鼻炎总是反复发作，如果不治疗，还有可能得鼻咽癌呢！是真的吗？

专家：

　　有可能。比如说由于患了慢性鼻炎之后，影响到鼻子的通气功能，甚至还可能影响到呼吸，在睡觉时可能会表现得更明显一些，会出现睡眠的不舒服，通气会受到障碍。

鼻炎会影响呼吸，睡觉时不适感会加重。

嘉宾：

　　我见过有鼻炎患者都是张着嘴睡觉的。

专家：

　　是，所以对这个呼吸影响非常大。另外一个影响是因为患了鼻炎，鼻腔的分泌物过多，流到咽部可能会引起慢性咽炎。

鼻炎导致鼻腔分泌物过多可能引起慢性咽炎。

嘉宾：

　　对，它反而刺激下面。

专家：

　　是，所以这个伤害更会很大。据临床发现，

大约有九成鼻咽癌的患者是由慢性鼻炎发展来的，所以患了慢性鼻炎之后，还是应该用正规的方式来加以治疗，以免它进一步发展。

嘉宾：

那还真的是挺可怕的，就像温水煮青蛙一样，很多慢性疾病往往是最致人命的，所以这个慢性鼻炎真的不能忽视。但很多朋友也反映它很难根治，治起来总是反反复复，想请问一下王老师，这慢性鼻炎到底能不能根治呢？

专家：

慢性鼻炎是可以根治的，比如说有这样一个男性患者，36 岁左右，他是每天早晨起来的时候就会打喷嚏，然后白天鼻子不通，嗅觉已经受到了影响，然后经常会出现食少、纳呆、便溏，当时他来就诊时，我发现他神疲倦怠、少气懒言，所以就按照中医学所说到这种脾肺气虚的方式给他辨证论治，通过一段时间的治疗，他的症状缓解了很多。他的情况中医辨证属于脾肺气虚，所以用培土生金，然后通窍的方法来治疗。

嘉宾：

培土生金？这是什么原理呢？

专家：

我们知道这个肺和鼻关系是很密切的，中医讲肺在窍为鼻，也就说鼻是肺的一个孔窍，肺气的宣发正常，鼻窍会通利，让嗅觉灵敏。但是我

慢性鼻炎是可以根治的。

五行学说中，脾肺为母子关系，脾属土为母，肺属金为子，培土生金就是通过健脾来养护肺，中医认为肺开窍于鼻，肺健康才能使鼻窍通利。

阳虚寒凝型鼻炎临床表现：怕冷，流鼻涕，鼻子不通气，嗅觉不灵敏，手脚凉。治疗以宣肺通窍为基础，常用苍耳子散和麻黄附子细辛汤加减治疗。

风热袭肺型鼻炎常以苍耳子散宣肺通窍加清热之法治疗。

们知道，从五行学说角度来说，脾和肺是母子关系，脾在五行中属土，然后肺是属金，我们认为这个土能生金，所以说如果出现了肺气虚的症状，通常通过健脾的方法来保证肺气的充足，这叫培土生金法。这种方法临床上非常实用，多用于治疗一些呼吸道疾病或者鼻炎，通过培土生金，然后宣肺通窍，就可以缓解鼻炎的症状。

嘉宾：

在中医看来，它有什么分型吗？

专家：

中医治疗这种慢性鼻炎，也是辨病和辨证相结合，分虚、实两大类型来治疗的，从这个虚的方面来说，一个是属于阳虚寒凝，这种类证的患者平时比较怕冷，然后经常会流鼻涕，鼻子不通，嗅觉就不灵敏，特别容易手脚冰凉，这属于阳虚，然后出现寒凝，造成鼻窍不利，所以中医通常以宣肺通窍为治疗大法，用苍耳子散，同时配合麻黄附子细辛汤来加减治疗。

如果说是一些风热袭肺或者胆腹有热上移造成的鼻窍不利，在这种有热的情况下，我们通常也是用苍耳子散宣肺通窍，同时，加一些清热的方式来治疗。

然后还有一种就是脾胃由于运化功能失常之后有湿热之邪，所以在脾经湿热比较明显的情况下，也会影响到鼻窍的通利，这样会形成鼻涕非常黏稠、色黄，甚至还可能会有一些不好闻的气味，然后嗅觉不灵，加上一些脾胃运化功能失常的症状，像脘腹胀闷、身体困重，尤其是这个舌苔非常黄腻。这些情况就需要加上一些能够清理脾胃湿热的药物。

嘉宾：

王老师，除了药物治疗，还有别的方法吗？

专家：

除了用中药外，还可以用艾灸疗法，慢性鼻炎属于正虚邪恋，这是它非常重要的一个病机，第二个病机是邪气久留，所以说如果能够通过灸的方法提高正气，保证脏腑功能强健，这样可以防止这个病进一步发展，同时有很好的预防作用。

嘉宾：

王老师，那要灸哪些穴位呢？

专家：

因为鼻炎属于鼻窍不利，所以就需要通过一些能够宣肺通鼻窍的穴位，然后可以缓解慢性鼻炎的症状，下面我们来介绍一下这些穴位。

首先是迎香穴，正好在鼻翼旁鼻唇沟里面，平时经常会用手指，我们说手指也叫指针，用手指去揉按这个迎香穴，可以缓解鼻塞、通气不利，甚至嗅觉不灵。第二个穴位是印堂，位于两髻之间，它也是可以通鼻窍。第三个穴位是发际上方的上星穴，可以降浊升清。第四个穴位是肺俞穴，这

名医坐堂 面对常见病 你要这么做

脾胃湿热型临床表现：鼻涕黏稠、色黄，气味难闻，嗅觉不灵敏，脘腹胀闷，身体困重，舌苔黄腻。通常以清理脾胃湿热的方法治疗。

艾灸能温运气血，提高正气，使脏腑功能强健，帮助治疗鼻炎。

迎香穴：疏散风热，通利鼻窍；印堂：通鼻窍；上星穴：降浊升清；肺俞穴：泻邪；合谷穴：清热解表。

是一个泻邪的穴位。最后一个是合谷穴，是常用到的一个穴位，有清热解表的作用。这几个穴位联合起来能够起到宣肺通窍的作用。

嘉宾：

　　王老师，再请问一下您，就是灸的时候有什么注意事项呢？

专家：

虚证用温和灸，有补虚的作用；实证用雀啄灸，有泻邪作用。

　　按虚、实来看，如果是虚证，可以用温和灸的方法，温和灸就是艾条离这个穴位一些距离，一般 1.5 ～ 3cm，只要使这个皮肤有一些灼热感就可以了，不要烧烫到皮肤上，然后一个穴位灸 5 ～ 10 分钟，这种温和灸主要在补虚方面有较好的效果。如果想泻实，我们常用雀啄灸，就是像小鸟啄食一样，这样可以起到泻邪的作用。不管是虚证还是实证，都可以一个穴位用 5 ～ 10 分钟，一天 1 次就可以，通常是 7 天一个疗程。一个疗程后症状就会缓解一些。

嘉宾：

　　王老师，我还有一个问题，就是艾条我们用完之后应该如何熄灭艾条呢？我想把它放水里，但下次不就不好着了嘛。

专家：

把燃烧的艾条放进玻璃瓶，隔绝氧气，艾条会自灭。

　　千万不能放到水里面，这样会影响下一次的使用，通常我们会找一个玻璃瓶子，然后把艾条放到里面之后，盖上盖，隔离氧气就可以了，一会它就灭了。

嘉宾：

哦，这样不错，还不影响下次使用。那您有没有什么生活中的小妙招跟我们分享一下呢？

专家：

比如可以用辛夷花、苏叶、红花各2克，配上少许龙井茶代茶饮，可以起到宣通的作用，进而可以起到预防和治疗慢性鼻炎的作用。

※这样的咳嗽别忽视

扫描二维码
听医生为您讲解详情

> 日日咳嗽不得闲，夜夜辗转难入眠，
> 诸药尽服亦无效，中医专家道根源。

北京中医药大学国医堂副主任医师：张惠敏

· · · ·

张惠敏，中医师承博士后，师承王琦国医大师。北京中医药大学副教授、副主任医师。擅长采用方药、针灸、埋线、推拿、贴敷等多种疗法防治过敏性呼吸系统、消化系统、皮肤系统等疾病，并对慢性疲劳综合征、妇科、儿科疾病也有较为丰富的临床经验。

嘉宾：

张老师，我现在是得了 1 个非常怪的毛病，就是特别难受，然后我吃了一个多月各种各样的药，我这咳嗽就是不见好。

专家：

看来这个药是不对症啊，而且你也不能这么吃药啊。咳嗽它分很多种的，有很多证型。

嘉宾：

我把这么多药都吃了，不就把这些证型全概括了吗？

专家：

而且五脏六腑皆令人咳，你得辨清楚咳嗽的原因到底是什么。那我先问你几个问题，你要如实地回答我。

嘉宾：

好的，我怎么感觉这跟审案似的，不过只要能把我这毛病治好，我一定如实地回答。

专家：

你想一下去年这个时候你有没有咳嗽？

嘉宾：

去年这个时候，我确实也咳嗽，就是一到入冬的时候就会咳嗽。

咳嗽要辨证施治，否则容易延误病情。

咳嗽表现一：入冬开始咳嗽。

专家：

　　那你再想一下这一天当中什么时候咳嗽得厉害啊？

嘉宾：

　　一般是睡觉前，只要躺床上，就开始咳嗽，再一个就是早晨起来的时候，会先咳一阵，严重时在半夜的时候还会咳醒。

专家：

　　嗓子觉得痒痒吗？

嘉宾：

　　痒。

专家：

　　是不是一痒就咳？

咳嗽表现二：咳嗽之前嗓子痒痒。

嘉宾：

　　对，每次都是先嗓子痒，然后就开始咳，接着就一阵一阵，止不住地咳嗽。

专家：

　　有痰吗？

咳嗽表现三：干咳无痰。

嘉宾：

　　没痰。

专家：

哦，就是干咳无痰？

嘉宾：

对，我奶奶经常说"干咳无痰，肯定玩完"，我这是不是得了绝症了？而且药也没少吃，就是不见好。

专家：

老人说的"干咳无痰，肯定玩完"是指肺痨病，也就是肺结核，在过去医疗条件比较差的时候，如果得了肺结核就很难治愈，现在不是这种情况了，即使得了肺结核也会治好的。

嘉宾：

最好是别得！

专家：

对，也不一定嘛，你也不用担心，我再接着问一些，一会综合性给你诊断一下。你有没有过敏性鼻炎啊？

嘉宾：

我还真有过敏性鼻炎。

专家：

一般过敏性鼻炎容易往下发展，引起过敏性咳嗽。所以你这个咳嗽，我判断是过敏性咳嗽。

咳嗽表现四：有过敏性鼻炎史。

嘉宾：

过敏性咳嗽？这咳嗽怎么还有过敏导致的呢？过敏不就是痒痒、起风疙瘩，有时引起过敏性鼻炎，时不时地打喷嚏，再有就是起疹子啥的，这咳嗽还有过敏性的？

专家：

对，现在提出来一个名词，叫过敏性咳嗽，它又叫咳嗽变异性哮喘，是由于过敏源引起的咳嗽，所以你吃的这些药是都不对症的，所以你吃了1个月的药咳嗽也没好。

咳嗽缠绵难愈，警惕过敏性咳嗽。

嘉宾：

好家伙，那我这药钱是白花了。张老师，那有这几个症状就能确诊了吗？

专家：

也不一定。这几个症状比较典型，还有一些特点没有列出来，我下面详细介绍一下什么是过敏性咳嗽。

第一点就是反复发作，持续1个月以上，就像你这样，而且是干咳无痰。

嘉宾：

就是一直咳，然后有时咳得严重了，这个胸腔都觉得特别不舒服。

专家：

对！第二点就是常在夜间或者清晨发作，严

重的就像你那样半夜还会发作，睡着睡着觉，突然就咳嗽起来了。再有呢，就是运动以后加重。

第三点就是多在接触刺激性的气味时咳嗽，比如说有的人不能进厨房，发作的时候一闻着油烟味马上就咳嗽。

嘉宾：

是，其实我也有体会，就我这个鼻子，嗅觉不灵敏，但是对于这种刺激性的东西特别敏感。

专家：

第四点就是春秋季多发。第五点是抗生素治疗2周以上无效，吃抗过敏的药物治疗是有效的。这就是我们初步判断是否为过敏性咳嗽的几个要点。

嘉宾：

听张老师这一说啊，我觉得我这些药都吃错了，那我得赶紧去买一些抗过敏的药去。

专家：

其实我们很多中药都有抗过敏的作用，比如说乌梅、蝉蜕、黄芩、百合、灵芝、地龙等，都具有非常好的抗过敏作用。我们在治疗过敏性咳嗽时，除了用一些止咳、祛风、清肺、宣肺的方法以外，还要加上抗过敏的药物，这样一方面可以改善过敏体质，另一方面可以改善患者咳嗽的症状，就可以彻底地治疗这个过敏性咳嗽。我可

调理体质可以改善过敏性咳嗽。

以给大家介绍一个食疗方。

嘉宾：

　　我就喜欢食疗方，我现在是吃够药了。

专家：

　　我说的这个食疗方是用白萝卜泡蜂蜜，白萝卜既能消食，又能化痰，还能降气、止咳，这里用白萝卜是发挥它降气止咳的作用，蜂蜜有润肺止咳的作用。将白萝卜切成小丁，放入蜂蜜中浸泡，泡1天后就可以用了，使用时就舀出两勺蜂蜜，用温开水调开后饮用，萝卜直接吃掉就可以了。到了冬天，金橘上市了，也可以把小金橘切成片或切成丝，同这个萝卜一起用蜂蜜泡，可以增强这个止咳的作用。

嘉宾：

　　张老师，您刚才说到改善过敏体质，这怎么才能改善呢？

专家：

　　大家可以去药店买一味药，叫灵芝，我们说"灵芝仙草，长生不老"，它能够补益五脏之气，长期服用可以扶助人体的正气，正气足了以后，就可以抗邪于外，这个邪气就相当于过敏源。

嘉宾：

　　相当于我们的免疫力提高了？

止咳食疗方
原料：蜂蜜、萝卜。
用法：泡一天后，蜂蜜冲水，萝卜吃掉。

专家：

对，现在研究发现灵芝也有非常好的抗过敏作用，能够阻断过敏介质的释放，过敏介质一不释放，过敏反应就失去了这个中间的环节，也就不会发生过敏反应了。我们可以用灵芝片，可以用这个无柄赤芝。

嘉宾：

张老师，无柄赤芝是什么意思呢？

专家：

灵芝不是像蘑菇似的 有一个柄吗？无柄赤芝是把那个柄去掉，用上面那个盖切成片煮水喝，如果觉得煮水麻烦，也可以直接买灵芝孢子粉，长期服用可以改善过敏体质。我有一个患者，也是过敏性咳嗽，治好了以后，我就说你买点灵芝孢子粉，每天服用，他坚持服用了3个月，到第二年开春时，就没有再犯过敏性咳嗽了。

重点回顾

● **过敏性咳嗽的特点**

1. 干咳，反复发作 1 个月以上。

2. 经常在夜间或清晨发作，运动后更加严重。

3. 遇刺激性气味、冷空气时会更加严重。

4. 春秋季节多发。

5. 抗生素治疗无效。

● **过敏性咳嗽止咳食疗方**

原料：蜂蜜、萝卜

用法：将白萝卜切成小丁，放入蜂蜜中浸泡 1 天后，使用时舀出两勺蜂蜜用温开水调开后饮用，萝卜直接吃掉。

中医带您走出哮喘治疗的四大误区

※

什么是哮喘？它都有哪些危害？万一得了哮喘应该怎么办？那些道听途说的方法靠谱吗？下面请北京中医药大学国医堂马淑然主任医师为大家逐一讲解。

扫描二维码
听医生为您讲解详情

北京中医药大学国医堂主任医师：马淑然

••••

马淑然，医学博士，教授，主任医师，博士研究生导师，博士后合作导师，中基教研室主任，清代御医韩一斋、北京妇科名医刘奉五、国家级名老中医刘燕池教授一脉相承的学术继承人。北京市朝阳区首批和第四批中医药专家下基层工作指导老师，擅长针药并用治疗内、妇、皮、儿科疑难疾病。

嘉宾：

马老师，这一到冬天，疾病就开始活跃了，最近我姥爷这哮喘又发作了，然后家里人不让他出门，也不让他活动，看着也挺难受的。我还听说哮喘严重的时候可能会发生猝死，真的有这么严重吗？

专家：

当然啦！你知道我们著名的歌星邓丽君是死于什么疾病吗？

嘉宾：

哮喘？

专家：

对，就是哮喘，所以当哮喘发作时，患者的气道会痉挛，很宽的气道突然变得很窄，走过的气流很少，呼吸道里面的气血循环就会变得很差，这样就会呼吸困难、大汗淋漓、手脚冰凉，严重的还会造成猝死。

哮喘发作时气道变窄，呼吸困难，严重时会猝死。

嘉宾：

我听说现在很多人对哮喘的认识还是有很多误区，马老师，您在临床上见得比较多，能跟我们说说都有哪些误区吗？

误区一：不喘不治，喘了再治。

专家：

总体来说有四大误区。第一大误区就是喘的

时候才治，不喘的时候就不治。

嘉宾：

　　是啊，因为不喘的时候就像正常人一样啊。

专家：

　　实际上这个哮喘急性发作的时候，是气道痉挛，但是它不发作的时候，也就是缓解期，气道的慢性炎症还是存在的，这个炎症不是感染性的炎症，它是变态反应性的炎症，因此我们正确的观点应该是哮喘发作时要及时治疗，不发作时也要进行抗炎的治疗。那么在急性发作期，除了局部的喷雾解除痉挛之外，如果能不发作了，缓解了，就不用口服激素或者输激素了。

嘉宾：

　　等一下啊，马老师，您刚才说的这个激素，我们都知道这个激素对身体是有一定副作用的，那能长期使用吗？

专家：

　　国际上认为有了哮喘用激素抗炎是必需的，但是大家不要认为用了激素，副作用很大，所以就拒绝使用激素，这是不对的。

　　我们知道，出现了哮喘，我们用局部喷雾激素，它的副作用是非常非常小的，唯一一点点副作用就是如果喷了激素之后，你不漱口，可能会出现口腔溃疡，只要你喷完激素后漱漱口，把这个漱

哮喘发作时要及时治疗，不发作时也要抗感染治疗。

误区二：担心副作用，不愿用激素治疗哮喘。

喷雾激素局部使用副作用非常小。

口的水吐出来，基本上不会有溃疡。但是如果长期反复地发作，长期地去输激素，那就会引起比较严重的副作用，比如说满月脸、水牛背、发胖这些情况就会出现，所以哮喘患者千万不要视激素为老虎，害怕激素不敢用。

如果患了哮喘不用激素来救急，长期反复发作就会终生难以治好了。

国际上认为这个激素的使用至少在 3~6 个月，而且实际上我们从临床观察，如果患者长期使用局部喷雾激素来坚持抗感染治疗，一般 2 年不发作哮喘的，临床基本上认为治愈，所以一定要坚持按规则、系统地在医生指导下用药，这样才能减少发作的次数，彻底治愈这个哮喘。

嘉宾：

这还真是一个大误区啊。哮喘是一个发作性的疾病，那如果不去治疗它，它会自愈吗？

专家：

哮喘要想自愈是很难的，往往认为小孩有哮喘不用治，等他到了青春期就好了，这也是第三个误区。

因为小孩的呼吸系统发育不完善，如果哮喘反复发作，患儿的气道上皮就会出现重塑的这种病理的改变，那么即使到了青春期，患儿的呼吸系统发育完善了，但是也不能彻底改善他哮喘的这种情况。因此，在青少年期患了哮喘一定要积极地治疗，不要认为等到青春期它自己就可以好。

哮喘长期反复发作易导致终生难愈。

哮喘患者要在医生指导下使用激素。

误区三：小孩有哮喘不用治疗，长大后能自愈。

儿童患哮喘一定要积极治疗。

嘉宾:

马老师，那得了哮喘的这些患者是不是就不能参加体育锻炼、不能活动了呢？

专家:

剧烈的运动会引发哮喘，但是如果哮喘患者长期不运动，那对改善肺的呼吸功能也是不好的。所以我们正确的观点是哮喘患者应该适当地运动，不能过度地运动。

误区四：患哮喘就不能运动。

嘉宾:

马老师，怎么判定运动是否适当呢？

专家:

适当运动就是心率每分钟不要超过120次，要做有氧的运动，坚持游泳、骑自行车等，可以增加肺的换气功能，患者的呼吸道会得到很好的改善，对预防哮喘发作也有一定的调养作用。

哮喘患者应适当地做有氧运动，即心率每分钟不要超过120次，这样可以增加肺部换气功能，预防哮喘发作。

嘉宾:

那咱们中医是怎么治疗哮喘的呢？

专家:

中医治疗哮喘大体上分为两个大的类型，一个就是热的类型，再一个就是寒的类型。寒性哮喘患者的痰是清稀的、带泡沫的，我们一般用小青龙汤加减治疗。热性哮喘的特点主要是吐的痰是黄色的，一般常用麻杏石甘汤加二陈汤治疗。只

寒性哮喘表现为清稀、泡沫痰，常用小青龙汤治疗；热性哮喘表现为黄色痰，常用麻杏石甘汤和二陈汤治疗。

老年哮喘患者属于上盛下虚，会出现上有痰喘声、下有脚凉的现象。

哮喘发作可用浮针快速止喘。

用浮针把痉挛的气道筋膜疏松开可起到缓解哮喘的作用。

要分清寒热，这个哮喘一般都能够有效地去改善。

当然，像一些老年患者的哮喘类型可能会复杂一点，一般是上盛下虚，就是说上面痰涎壅盛，嗓子里呼噜呼噜的痰喘声，但是下面会有脚凉的症状，那么这种情况我们就要用另外一个方子，叫苏子降气汤。具体属于哪种证型，要到医院咨询比较有临床经验的大夫，千万不要擅自用药。

我们中医中还有一个比较有效的止喘的办法，就是现代针灸的一种，叫浮针。我在临床上曾经遇到过一个患者，他来看病的时候，喘得很厉害，他从一楼上到二楼来看病，当时我听着他气道里痰鸣音非常严重，而且呼吸时张口抬肩，呼吸很困难，我就用浮针给他扎了一下，扎完之后，他的喘鸣音立刻缓解，而且他呼吸也没有那么困难了。

在皮肤下面、肌肉上面有一层筋膜，我们称之为浅筋膜，把浮针扎到浅筋膜之后，然后左右地扫散，引起气道痉挛的外层肌肉和筋膜，就会疏松开，患者气道的痉挛就会缓解，所以患者喘的症状立刻就会好转。但这种方法一定要到正规医院找专业医生来操作。

嘉宾：

马老师，那有没有什么方法我们可以在家使用辅助治疗哮喘呢？

专家：

可以用食疗的方法，白果有定喘的作用，杏仁有宣肺止咳平喘的作用，我们可以用白果、杏仁，放点大米，经常熬杏仁白果粥喝，进行慢慢地调养，可以辅助改善咳喘症状。

名医坐堂　面对常见病　你要这么做

97

重点回顾

●关于哮喘的几个误区

误区一：哮喘发作时才治，不喘不治

很多患者在哮喘症状缓解时就误判为治愈而停止治疗，结果造成哮喘反复发作，久治不愈，因此在不喘时也要进行抗感治疗。

误区二：担心副作用，不愿用激素治疗

其实在口腔内吸入糖皮质激素治疗哮喘，副作用非常小，但也要正确使用，患者可以在使用喷雾激素后反复漱口，减少口腔溃疡的发生，同时也要尽可能避免长期的、较大剂量的使用激素，而且一定要在医生的指导下使用激素。

误区三：儿童哮喘不用治疗，长大后能自愈

因为儿童呼吸系统尚未完全发育成熟，如果长期反复发作哮喘就会导致呼吸系统的病理改变，影响以后的发育，所以家长应该给孩子积极治疗哮喘，不能消极等待，否则会错过孩子的最佳治疗时机。

误区四：运动会加重哮喘

其实，适当的有氧运动可以提高患者肺的换气功能和机体抵抗力，可以预防哮喘的发作，有氧运动时要注意心率每分钟不超过120次。

别拿口腔溃疡不当病 ※

扫描二维码
听医生为您讲解详情

　　人或者着急上火，或者过嗜辛辣都容易导致口腔溃疡。患口腔溃疡的日子用寝食难安、烦躁难已来形容也丝毫不为过。但您知道吗？反复口腔溃疡所带来的危害可不仅仅是这些，它还是某些疾病的危险信号呢！如何才能减少或避免口腔溃疡的发生呢？下面让我们来看看北京中医药大学国医堂赵琰副主任医师是怎么讲的吧！

北京中医药大学国医堂主任医师：赵琰

· · · ·

　　赵琰，北京中医药大学主任医师、教授、博士研究生导师。主要伤寒论、金匮要略研究。国家第三批"万人计划"领军人才，全国第四批优秀中医人才。1987年开始中医科班学习，1995年师从老年病专家周文泉教授开始中医临床工作。"燕京刘氏伤寒学派"负责人王庆国教授、"中医体质学/中医男科学"创始人王琦国医大师入室弟子；获得"岐黄中医药传承发展奖"。

嘉宾：

赵老师，我这最近上火了，口腔溃疡，丝丝啦啦地疼，尤其晚上，根本就睡不着觉。

专家：

我特别理解您的这个痛苦。因为临床上这种复发性的溃疡真的是特别地不舒服。这个俗称的口疮啊，它叫作口腔黏膜溃疡，简称就是口腔溃疡。它是口腔内科疾病当中最常见的一个疾病。这个口腔溃疡它比较容易长在口唇、面颊，还有舌头上。这个口腔溃疡还不单纯是一个口腔的疾病，有的时候它还是一些全身疾病的一个征兆。

嘉宾：

听赵老师这么一说呀，我还真是有点担心了。那您说这个口腔溃疡为什么这么常见呢？有什么因素会导致出现这个病呢？

专家：

下面我就由浅入深地来说一下。首先就是不良的饮食习惯，像挑食、偏食等会导致口腔溃疡。

再有一个，我要提醒大家的呢，就是饮食不要过于精细。就是咱们平常说的"粗茶淡饭保平安"。种类多一点，但是每种的数量不要太多。另外，在这个饮食上还有一个问题，就是我们说年轻人餐桌上无辣不欢，像红油火锅、麻辣烫、烧烤。

> 不良饮食习惯引发口腔溃疡。

> 饮食多元化可以预防口腔溃疡。

嘉宾：

对，都是我爱吃的。入口的阶段是很好的，

但出口就比较痛苦了。

专家：

是的。这种辛香大燥的食物就很容易引发这个口腔溃疡。但是还有一些热性的水果像桂圆、菠萝，还有荔枝等，也不宜多吃。

嘉宾：

对，吃完这些以后，其实反倒容易上火，更容易引起口腔溃疡。

专家：

这第二个坏习惯呢，就是忽视这个口腔"外伤"。有一些人在吃饭的时候会咬到舌头，咬到舌头以后，它就有一个溃疡，这也是引起口腔溃疡的一个原因。所以我们在生活当中要尽量避免口腔的损伤。比如说，我们刷牙的时候不要用力太猛，并且尽量选用软毛牙刷；再有就是不要吃太烫的食物，避免对口腔黏膜的损伤。

这第三个因素，就是不良的生活习惯，主要就是吸烟、饮酒、嚼槟榔。这个烟酒和槟榔当中都含有容易诱发口腔癌的成分。

嘉宾：

口腔癌，这么严重吗？！

专家：

对。烟酒当中的这些有害物质会干扰我们口腔黏膜的自我修复。所以吸烟、喝酒的人如果不小心咬破了口腔黏膜，那么就更容易长溃疡。

还有最后一个因素呢，就是紧张、压力，咱们俗话都说，一着急就上火了，就是说的这个道理。还有呢，就是有一些女性，她在月经周期前后，很容易出现溃疡。

嘉宾：

这是为什么呢？

专家：

这个是和女性体内的激素水平变化有关系的。所以说，这个口腔溃疡的表现，也是和整个身体的状况有密切的关系。

嘉宾：

刚才您说到其实这个口腔溃疡是一个全身性的疾病。那除了嘴巴它还反应在哪些方面呢？

专家：

下面我们来看一下，这个口腔溃疡和哪些全身性的疾病有关系？首先呢，就是胃肠道的疾病。据调查表明，10% 左右的口腔溃疡常常伴有消化道的疾病，比如说像慢性胃炎、慢性肠炎、便秘这种情况，甚至有人还合并有胃溃疡和溃疡性结肠炎。所以我们有效地来治疗胃肠道的疾病，就是我们解决复发性口腔溃疡的一个重要途径。

嘉宾：

同样情况下，要是患了口腔溃疡，也可能会

紧张、压力易引发口腔溃疡。
一些女性在月经周期前后易出现溃疡。

胃肠道疾病也会引发口腔溃疡。

有腹泻的症状。

专家：

对，都是关联的症状，临床上就是这样的。

再有就是血液系统的疾病。像贫血、白血病、粒细胞减少症等。所以，当患口腔溃疡，如果伴有持续发热，或者是频繁感染的时候，我们就要小心考虑一下，看看是不是血液系统疾病引起来的。

血液系统疾病也会引发口腔溃疡。

嘉宾：

这些疾病还是挺严重的啊！

专家：

还有，就是对于年龄比较大、溃疡病程比较长的患者，长期有溃疡反复不愈，那么就要小心了，必须得去医院看一下。有癌变倾向的这个溃疡呢，面积比较大，而且这个创口比较深一些。有的时候它还会同时伴发一些肿物，那么就必须马上去医院，不要耽误了治疗。

癌变溃疡症状：面积大，创口深，反复不愈。

嘉宾：

听赵老师这么一说，我现在就想拿镜子赶快看看我这溃疡到底长什么样？

专家：

您这个一定是好的！

嘉宾：

赵老师，您看像我现在已经发作口腔溃疡了，有什么好的办法让我这症状有一些缓解吗？我妈说让我多用淡盐水刷牙，有用吗？

专家：

你妈妈说得很好，这个口腔的清洁非常重要。但是是否要坚持刷牙，还得看溃疡的部位和程度。如果正好你一刷牙就碰着它，每次都加重损伤，像这种情况就不要刷了，但是漱口是必需的。除了刚才你妈妈说的这个盐白开漱口之外，我还可以给你推荐两个可以用来漱口的中药小处方。

一个是由黄柏、砂仁和甘草组成，这个叫封髓丹。虚火上炎用这个方子。这个黄柏，主要是泻相火而清湿热的，它是治疗口腔溃疡的要药。砂仁呢，它是养胃醒脾的，善于清除咽喉以及口齿的浮热。我们说嘴巴里头火辣辣的，用这个砂仁它是清这个浮热的。这个黄柏和砂仁呢，从药性上来说，一个是寒凉的，一个是温热的，这一寒一热，它有水火既济之效。还有这个生甘草，用在这儿是起到一个佐使的作用，它能够泻诸火之内扰。

嘉宾：

赵老师，我知道这黄柏去火呀，但是去火的药一般都会很苦啊。

专家：

我再给你推荐一个不是那么苦的吧。就是拿20克的竹茹，把它浓煎后作为漱口水，这个效果也非常好。而且，口感上来讲也比前面那个方子

20克竹茹浓煎漱口水可缓解口腔溃疡。

更好一些，这个竹茹水呀，煎好了之后可以放在冰箱里冰镇一下，这样它镇痛的效果会更好一些。

治疗口腔溃疡关键的两个点，一个是消炎镇痛，还有一个呢，就是要加速溃疡黏膜的愈合。所以除了这些外治法之外，这个内服的方药也很重要。我们中医有很多治疗口腔溃疡的方子，像甘草泻心汤、凉膈消黄散，等等。但是这些必须要请医生来给你开具处方才可以。

嘉宾：

哦，我明白了。

重点回顾

1. 小小的口腔溃疡竟然不单单是口腔疾病，也有可能是身体的其他器官在发出求救信号，口腔溃疡反复发作，应及时就医，看看是否是因为其他疾病引发的口腔溃疡。

2. 生活中的一些坏习惯也是口腔溃疡形成的原因，不要常吃辛辣刺激的食物，也要避免烟酒的干扰，因为它会破坏口腔黏膜的自我修复。

3. 生活中许多口腔外伤都会容易被忽视，长期用力刷牙也会磨损口腔内壁，从而发生破损引发口腔溃疡，所以专家建议尽量选取软毛牙刷。

4. 治疗口腔溃疡，专家建议从消炎、止痛两方面入手。如果您是口腔溃疡初期，可以使用淡盐水漱口杀菌，保持口腔内部的清洁；如果您是虚火上炎导致的复发性口腔溃疡，则可以使用专家推荐的黄柏、砂仁、甘草煎水后漱口，也可选用竹茹煎水漱口。

慢性咽炎老不好，中医治疗有妙招

※

慢性咽炎总不好，咳不出咽不下，真是惹人恼！疗效不好，也许是方法不对。下面就让北京中医药大学国医堂王彤副主任医师来给您讲讲慢性咽炎到底是咋回事儿。

扫描二维码
听医生为您讲解详情

北京中医药大学国医堂副主任医师：王彤

· · · ·

王彤，医学博士，教授，中医基础理论专业博士研究生导师。国家级名老中医、首都国医名师尉中民教授学术经验继承人。国家级名老中医尉中民教授传承工作室负责人，中华中医药学会中医妇科分会委员。临床擅长辨病与辨证结合治疗内科和妇科多发病及常见病。

咽部干痒，有异物感持续1周以上就可判定为慢性咽炎。

嘉宾：

　　这个秋冬真是一个特别容易患呼吸道疾病的季节，一到这个时候呢，像我吧，就容易有咽部异物感，咳不出来又咽不下去，还容易咳嗽，我就想这是不是就是传说中的慢性咽炎啊？

专家：

　　是！通常我们说这种症状持续1周以上，就可以诊断为慢性咽炎了。慢性咽炎是属于咽喉部位的黏膜或者黏膜下的组织发生了异常改变，比如说炎症侵袭或者是一些细菌、病毒，或者过敏原伤害所引起来的。

嘉宾：

　　那您说像我这种慢性咽炎需不需要治疗呢？我觉得有的时候它自己也就好了。

专家：

　　如果慢性咽炎不治疗，继续发展过程中会影响到呼吸系统、消化系统，甚至会影响到人的情志变化，所以有时会出现消化不良、便秘、腹泻，甚者会出现失眠、烦躁或精神抑郁等一些情志症状，所以如果说不治疗，还是对人体伤害很大的，因为咽喉是人体的第一道非常重要的屏障，尤其是外邪入侵的时候，首先也经过咽喉这个部位，所以还是要重视起来。但是也不要过分地忧虑。

嘉宾：

不用太紧张，但是也得治。老师，您说像我这种症状还不是很严重的患者，要怎么去治疗呢？

专家：

这就需要按照中医辨病和辨证相结合的方式去治疗，我们知道中医学特别重视这辨证论治，但是治疗这种疾病的时候，还是需要和辨病相结合来治。慢性咽炎属于中医学中喉痹或者郁证的范畴，多半跟情志不舒畅，然后气机不畅造成的咽喉不利有关系，再加上人体的这种脏腑功能失调，比如说脾气虚弱、中气不足，或者说是因为阴虚火旺，再加上气机失调等一些其他邪气的影响，所以从中医辨证来说分为虚、实两种类型。

虚证，多见中气虚弱，就是脾胃之气不足，表现是咽喉部位经常会感觉到不舒服，然后会出现食少纳呆，甚至乏力、面色萎黄，这一类的我们把它辨为中气虚弱的症候。

如果说在发展过程中出现五心烦热、咽喉不利、口舌干燥、舌红少苔等症状，就可辨为阴虚火旺型，也是较为常见的一种症型。

属于实证范畴的，一个是痰气交阻，情志不舒畅，造成气机不畅，然后出现水液代谢障碍，使痰气交阻在咽喉部位，所以这时候就会出现明显的咽喉部异物感，然后会出现胁肋部不舒服、大便不正常。

还有最后一个类型是肝胃不和证，也是临床很常见的情况，是由于肝气郁结，然后造成胃失

中医把慢性咽炎分为虚、实两种类型。

中气虚弱型（虚证）：常见食少、纳呆、乏力、面色萎黄等症状。

阴虚火旺型（虚证）：常见五心烦热、咽喉不利、口舌干燥等症状。

痰气交阻型（实证）：常见咽部异物感、胁肋部胀痛、大便不正常等症状。

肝胃不和型（实证）：常见呃逆、嗳气、脘腹胀闷等表现。

中气虚弱型以补中益气、升清降浊为治疗之法；阴虚火旺型以增液汤为主增强咽喉濡润功能。

肝郁气滞型以疏肝理气为主，常用旋覆代赭汤、逍遥散；痰气交阻型常以半夏厚朴汤治疗。

和降所形成的，所以除了这咽喉部位不舒服之外，还会出现呃逆、嗳气、脘腹胀闷等表现。

嘉宾：

王老师，那有什么方法可以治疗慢性咽炎呢？

专家：

治疗慢性咽炎，通常按照虚实辨证来治疗。如果是虚证，常用健脾益气、补中益气这种能够升清降浊的方法来缓解咽喉不利。如果是阴虚火旺型，会像增液汤这一类增强咽喉濡润功能，也可以减少咽喉部位的不舒服。

关于实证的辨证，我们说一个是属于肝郁气滞形成的胃失和降，所以会用到一些像旋覆代赭汤、逍遥散等疏肝理气的方法去治疗。痰气交阻型是属于慢性咽炎比较常见的一个类型，中医治疗多半用的是半夏厚朴汤，一个非常有名的经方来治疗的。

除了通过用中药去辨证论治，治疗这种慢性咽炎之外，我们还可以用一些艾灸的方法来缓解病情。

嘉宾：

艾灸也可以？那请问王老师为什么艾灸对这个慢性咽炎会有这些独特的作用呢？有什么原理吗？

专家：

因为它是属于温运气血之后能够保证脏腑功能的强健，然后也可以缓解这种病情的进一步发展，同时也可以起到预防的作用。

嘉宾：

那具体我们应该怎么操作呢？要灸哪些穴位呢？

专家：

首先是天突穴，这个天突穴正好在咽喉的位置，所以它可以局部缓解咽喉不利，是比较方便用的一个穴位。然后是大椎穴，大椎穴可以泻邪，位于第七颈椎棘突下，经常揉按这个穴位还可以提高机体的抗病能力。还有足部的几个穴位可以用到，内踝下有个照海穴，外踝下有个丘墟穴，基本上可以缓解一些咽喉的不适感。

嘉宾：

王老师，那灸的时候有什么注意事项吗？还有大概要灸多长时间呢？

专家：

如果是虚证，可以用温和灸的方法，温和灸就是艾条离这个穴位一些距离，一般1.5～3cm，只要使这个皮肤有一些灼热感就可以了，不要烧烫到皮肤上，然后一个穴位灸5～10分钟，这种温和灸主要在补虚方面有较好的效果。如果想泻

艾灸的功效：温运气血使脏腑功能强健，缓解慢性咽炎发展，预防慢性咽炎。

天突穴：缓解咽喉不利，大椎穴：泻邪。

虚证用温和灸，距离皮肤1.5～3cm，皮肤有灼热感即可，有补虚的作用，每个穴位5～10分钟，每天1次，7天一个疗程。

实证用雀啄灸，仿照小鸟啄食的动作，有泻邪的作用，每个穴位5～10分钟，每天1次，7天一个疗程。

实，我们常用雀啄灸，就是像小鸟啄食一样，这样可以起到泻邪的作用。不管是虚证还是实证，都可以一个穴位用5～10分钟，一天1次就可以，通常是7天一个疗程。一个疗程后症状就会缓解一些。

嘉宾：

王老师，针对这个慢性咽炎，您有没有什么小妙招教给我们一下呢？

专家：

缓解慢性咽炎代茶饮：罗汉果9克，天冬15克，麦冬15克，青果2枚，金莲花10克，少量频服。

我们可以通过一些代茶饮的方法能够预防或者缓解它进一步发展，比如我们可以选取一些食物和药物泡茶喝，天冬、麦冬，这两味能够濡润咽喉部位，还有罗汉果，是利咽喉最好的一个食物，同时它也是药物，再者就是金莲花和青果。罗汉果用9克，天冬、麦冬各用15克，青果用2枚，金莲花最多用10克，每天可以代茶饮，少量频服。

咽部异物感！

※咽炎还是梅核气？

嗓子中有咳之不出咽之不下的感觉就一定是咽炎吗？未必！还有很多病变可以导致咽部的异物感而出现类似咽炎的症状，所以我们应该剥开表象来看待本质。下面就请北京中医药大学国医堂刘大新主任医师为您来解读导致咽部异物感的多重病因吧！

扫描二维码
听医生为您讲解详情

北京中医药大学国医堂主任医师：刘大新

· · · ·

刘大新，国家级名老中医，曾跟随刘渡舟、任应秋、葛英华教授学习，从医 40 余年，国家中医药管理局重点学科学术带头人，中华中医药学会耳鼻喉科分会名誉主任委员，擅长耳鼻咽喉及呼吸、消化系统疾病治疗。

嘉宾：

　　刘老师，我最近老感觉嗓子这块特别难受，就是感觉有一种东西，好像吐不出来，又咽不下去，就在嗓子这儿梗着，但又没什么东西，这是怎么回事啊？

专家：

　　这叫咽部异物感，像有东西一样，对吧？

嘉宾：

　　对，感觉像有根鱼刺似的。

专家：

　　这的确是咽炎的表现之一，但是咽部异物感又不那么简单，有很多病都可以引起咽部异物感。它的特点就是像嗓子里有东西堵着，或者感觉有东西贴着，或者感觉有东西刺痛了咽部，那么在临床上，除了咽炎，还有很多的病都会引起咽部异物感，所以，它也不是那么一个很简单的事情。

嘉宾：

　　啊？刘老师，那您快跟我说说，都有什么病会导致这种情况的发生呢？

专家：

　　像你得了咽炎，这个是很常见的。但是除了咽炎，还有咽部的邻居，像口腔、牙齿、鼻子，往下是喉部，再有它附近的像甲状腺、颈部这些，

咽部异物感不一定是咽炎。

咽部异物感可能来自于周围组织器官的病变。

这些地方的病都有可能引起这个咽部异物感。

比如说这个鼻子的病，鼻子病经常有鼻子的分泌物像鼻涕，它倒流到了咽部，就会总觉得咽部这儿有东西。

还有很多牙齿病，这是很多人忽略的一个问题，牙齿炎症向咽部蔓延可能会引起咽部异物感。

再有就是往下，喉部有问题，它可表现为异物感特别严重，再者可能有说话声音嘶哑。

咽部分三个部分，分别是口咽部、鼻咽部和喉咽部，鼻咽部和鼻子直接相通，喉咽部有时长期的一些慢性炎症也会引起咽部异物感。实际还有一种情况，虽然比较少见，但是也偶尔可以看到，是肿瘤的患者，咽部、鼻咽部或者咽喉部的肿瘤，会有持续的、固定的咽部异物感。

此外，还有一些远端的疾病也会影响咽部。

长期鼻涕倒流会刺激咽部引起异物感。

牙齿炎症向咽部蔓延可能会引起咽部异物感。

异物感严重、声音嘶哑可能暗示喉部疾病。

持续的、固定的咽部异物感有可能是咽部肿瘤的信号。

嘉宾：

其他疾病也可能引起咽部的不舒服啊？

专家：

对！我们从咽部往下看，食道的疾病、胃的疾病、肺的疾病、心脏的病都有可能引起咽部异物感，因为咽部的咽后壁有一个部位叫咽神经丛，这个地方特别敏感，内脏的这些神经和它都是间接相连的，我们最常见的是胃的疾病，胃炎、胃溃疡、食道的病，还有就是消化道的反流、反酸，有的人经常反酸，很多会引起咽部异物感。

还有就是心脏病，我前段时间看的一个男性

消化道疾病、心血管疾病、肺部疾病都可引起咽部异物感。

咽部不适时要注意是否有身体其他部位的伴随表现。

患者，他就是因为嗓子不舒服来看病了，当然我们还要看年龄，这个患者 60 多岁，他同时还伴有胸闷，我就比较警惕了，就不像看年轻人一样，就是一个咽炎，那除了检查咽部之后，我又让他去做心脏的检查，最后实际上他患的是冠心病，心肌梗死不典型的发作。实际上还有一种最多见的是叫梅核气。

嘉宾：

梅核气？梅核气指的是什么呀？

专家：

梅核气指的是由于全身和局部都没有上面说的这些原因，但是他就有这种感觉，中医有一本书叫《金匮要略》，里边就记有：妇人咽中如有炙脔，半夏厚朴汤主之。

嘉宾：

什么叫炙脔呢？

专家：

炙脔就是烤的肉，说嗓子这儿像堵了一个烤的肉一样，后来又把它形容成一个杨梅的梅核，在嗓子这儿堵着，它的特点是位置不固定，可能上面难受，也可能下面难受，也可能左边难受，也可能右边难受，再有就是想吐也吐不出来，想咽又咽不下去。它还有一个特点是妇人比较多见，在古代，妇人指的是已婚的妇女，古时一个女人结婚之后呢，在家大门不出，二门不迈，在一个相对封闭的环境，容易有这种情绪和心理的障碍，从而导致了这种病。但我们现在这个社会，男性患这个病的也不少。

嘉宾：

男性也有患这个病的了？

专家：

对！2015年，有一个60岁的男性来看病，我一看这个人的外在的精神表象，觉得他是一个比较内向的性格。我就问他怎么不好了，他说：我嗓子发堵、胸闷1年了，这1年来，经过很多治疗，还住过院，住院时做了各种检查，包括介入检查，检查完之后说我的心脏没有毛病，又给我转到了呼吸科，呼吸科又给我做了肺功能检查、CT检查、核磁检查，最后说我的呼吸系统也没有问题，让我去耳鼻喉科去看看。我就仔细地问他家里都有什么人，他说家里有兄弟姐妹四个人，我就突然问了一下，我说是不是你父母去世以后，你们兄弟姐妹四个人为了家里的宅基地闹矛盾啊。他听完之后一下就哭了，他的儿子在边上说就是因为这些事之后，我父亲开始觉得嗓子发堵、胸闷。我们中医说这叫情志致病。

嘉宾：

刘老师，那您当时怎么给他治疗的呢？

专家：

我给他两条建议，第一，你回家找一个没人的地方使劲地哭一场；第二，你仔细想一想，是你们家的这点财产重要，还是你们兄弟姐妹的感情重要，那回我还真没给他开药。过了2周，他儿子来说他爸爸好了。所以我们说这种由精神因素引起来的，而不是说由于真正具体局部或全身所造成的这些疾病，在现在我们这个社会非常多见。还有一个原因也很常见，叫恐癌症。

嘉宾：

恐癌症？我还真是第一次听说。

专家：

有些人一不舒服，就怀疑自己得肿瘤了，于是就多方就医、吃药，吃了很多药还是不好，那这个就是和精神因素有关系。还有一种叫肿瘤的蝴蝶效应。

嘉宾：

肿瘤的蝴蝶效应是什么呀？

专家：

就是我得了肿瘤了，我的肿瘤正好有咽部症状，比如说喉癌或者是食管癌，反正是有堵、嗓子不舒服的感觉，这种情况会影响很多周围的人，周围的人稍微有点不舒服，就会怀疑自己是不是也得了肿瘤啊，这就叫肿瘤的蝴蝶效应。

焦虑紧张可导致大脑功能失调，引起咽部功能障碍。

中医治疗甲亢
※有妙招

心悸、出汗、进食和便次增多、体重减少，甚至伴有突眼、眼睑水肿、视力减退等症状，这是典型的甲亢表现。万一得了甲亢该如何是好呢？下面，我们来看看北京中医药大学国医堂景录先主任医师是怎么说的吧！

扫描二维码
听医生为您讲解详情

北京中医药大学国医堂主任医师：景录先

• • • •

景录先，主任医师，曾拜国家级名老中医吕仁和、中国工程院院士王永炎、国医堂名老中医姚高升三位教授为师，学习内分泌、脑病、皮科疾病的诊治。擅长诊治糖尿病、肾病、甲状腺、痛风、心脑血管、皮肤科疾病等。

嘉宾：

　　景老师，您在临床当中有没有见过什么特别有特点的甲亢患者呀？

专家：

　　那太多了。有一个张女士，大概是五十刚出头，来了以后往那儿一坐，气喘吁吁地说，大夫，您赶快给我看看吧。她说我最近吃得可多了，而且还饿，还特别疲劳乏力，加上我妈又住院了，我这每天还得单位、医院、家里三角线来回跑。后来根据我们中医的望闻问切，我说摸摸脖子，因为她一说这个病，我们内分泌科大夫首先想的就是它跟甲亢有关，一摸，她说这儿别动，一摸就难受。后来我说，来，站起来，看看手抖不抖啊？一只手直抖，后来我说，你吃得多，饿得快，大便次数多不多？她说多，后来我说，你做一个 B 超，她又去做了一个甲状腺 B 超，结果显示弥漫性的病变，所以说，那就毫无疑问诊断为甲亢了。

嘉宾：

　　那到底什么是甲亢呀，怎么得的这个甲亢呢？

专家：

临床统计：75% 的甲亢患者是由于情绪不良引起的。

　　首先现在咱们说压力大，工作紧张，经常加班加点，第二个就是抵抗力下降了，就是体力透支，我们也做了一些统计，75% 的这个甲亢患者都跟情志有关，都是因为生气了，或者是家里出了什么不可抗拒的一些变故这些事儿，一下顶不过去了，所以中医定位跟情志有关系。

嘉宾：

那您说，甲状腺这个地儿在中医来讲，它归五脏六腑哪儿管啊？

"甲状腺"的管理权归哪个器官？

专家：

它首先还是跟肝有关系。

嘉宾：

那中医治疗，是不是也跟什么疏肝理气有关系啊？

专家：

对。

嘉宾：

还真是啊？

专家：

是的。

嘉宾：

所以说这中医不是头疼医头、脚疼医脚啊。甲状腺出毛病，要医肝了。

专家：

是，同时还得告知患者绝对不要吃含碘的盐，再有不能吃海产品。

嘉宾：

不能吃海产品也是因为含碘，是吧？

专家：

对，因为海产品中含碘太高。在山东有一个地区，就是含碘比较低，还有一个地区就是海鲜比较多嘛，含碘比较高，然后做了一个比较，就是看看哪儿发病率比较高，最后实践证明就是含碘高的这个地方，甲亢患者比较多。所以说现在咱们国家是从1996年开始，普遍在盐里头加碘，当时是因为有缺碘的患者。

嘉宾：

大脖子病？

专家：

对，是因为有大脖子病。但是现在从加了碘以后，确实没再看见这样的患者，但是甲亢患者多了，甲减患者也多了，甲状腺癌患者也多了，甲状腺结节患者也多了，都是因为碘含量太高了引起的。

嘉宾：

对，现在人有钱了，使劲吃那个海鲜什么的，是不是？尤其是女孩子得好好注意，你们是高危人群。景老师，那我们在生活中，怎么能提早地发现和预防呢？

专家：

早期其实有一些症状往往被人忽略了，像女

含碘量高的地域是甲亢相对高发区。

甲亢早期有哪些症状呢？

性有时候，有一段时间脾气特别急躁，有时夫妻俩一起来丈夫就会说，大夫您快给她看看吧，她一天到晚跟我急。女同志平时这段容易着急，有时候月经也不太调。还一些比如说男性，他有时候也是脾气比较暴躁。

嘉宾：

　　男的也有得的呀？

专家：

　　男的也有，但是少。

嘉宾：

　　我以为这是女性专利的病呢。

专家：

　　也不是，但是**女性患者确实比男性多，一般是男性患者的四到八倍，因为女性比男性更加敏感**。还一个呢，女性有特殊的生理特点，就是每个月要来月经，来月经前她都有一个雌激素反应过程嘛，爱着急，心烦，而且还有好多女性，现在特别要强。

女性患病率是男性的4～8倍。

嘉宾：

　　对，压力大。

专家：

　　干什么事儿吧，都追求完美。

嘉宾：

　　没错，没错。

专家：

　　女性要为人妻、为人母，本身事就比较多，再加上在单位也是要求拔尖，对自己要求比较严，所以说女的就更容易受到一些不良的刺激，情绪容易激动，所以女性就更容易得甲亢。

中医如何治疗甲亢？

嘉宾：

　　那您说，从中医角度治疗这个甲亢的时候，一般会用些什么药物，怎么治啊？

专家：

中医治疗甲亢首先要疏肝。

　　因为把肝也定位得跟甲亢绑在一起了，所以我们在临床治疗的时候，一定首先要疏肝，我们在临床上一般选用的方剂是中医界比较有名的加味逍遥丸。

嘉宾：

　　这太听说过了，疏肝的，是吧？

专家：

　　对，加味逍遥丸再合并上一些黄芪，因为甲亢是一个代谢特别旺盛这样的病。

专家：

　　消耗得快，所以要加黄芪去补补气。饮食方

面要吃一些高蛋白的东西，第二个要补充体液，第三个还要多休息休息，注意要少吃海产品，还有含纤维素多的那些蔬菜叶也要少吃一点，免得他拉得太多了。

嘉宾：
芹菜什么的，是吧？

专家：
对。其实甲亢是可以治好的病。

嘉宾：
是可以治愈的？

专家：
对，可以治愈。

重点回顾

甲亢，是甲状腺功能亢进症的简称。中医认为，不良的情绪是患甲亢的罪魁祸首，过度愤怒、过度悲伤、过度紧张和长期处于强压之下都会使人体的正常功能紊乱，形成疾病。而在生活中，女性往往更容易被情绪困扰，更容易焦虑、紧张、抑郁，所以女性朋友更要特别注意。

景老师选用的加味逍遥丸和黄芪生脉饮的加减方，不仅能够疏肝养肝、清肝平肝，还能益气养阴，对于甲亢患者有很好地改善作用。另外，在日常生活中，甲亢患者还需要积极地调整好情绪与心态，保持良好的心情，如此内外兼修才是对抗甲亢的最好方式。

※ 遭遇甲减怎么办

扫描二维码
听医生为您讲解详情

甲减，是甲状腺功能减退的简称。患者常有乏力、肥胖、健忘、精神不振等表现，以及心血管、消化、内分泌等系统疾病。针对这种疾病，中医是如何治疗的呢？我们来看一下北京中医药大学国医堂景录先主任医师的经验分享吧！

北京中医药大学国医堂主任医师：景录先

• • • •

景录先，主任医师，曾拜国家级名老中医吕仁和、中国工程院院士王永炎、国医堂名老中医姚高升三位教授为师，学习内分泌、脑病、皮科疾病的诊治。擅长诊治糖尿病、肾病、甲状腺、痛风、心脑血管、皮肤科疾病等。

嘉宾：

　　景老师，我觉得现在可能社会上甲亢的患者特别多，但是甲减的患者，是不是没有很多呀？

专家：

　　错，甲减患者也不少。

嘉宾：

　　那您见过什么特别典型的甲减患者吗？

专家：

　　当然见过很多了，前一段来了一位患者，她说我怀了两次孕，第一次怀孕 3 个月时，停孕了，第二次好不容易怀上了，又 3 个月时停孕了，我一听，两次都是 3 个月就停孕了，我说这就是典型的甲减造成的。

反复不孕竟是"甲减"在作怪。

嘉宾：

　　看来这个甲减，对于女性的危害不小啊。

专家：

　　对呀。

嘉宾：

　　这个甲减，都有什么症状呀，我怎么知道自己是不是甲减呢？

甲减的典型症状是什么？

专家：

　　首先一看面色是㿠白的，还有就是有点胖胖的。

嘉宾：

甲减容易发胖啊？

专家：

对，甲减患者还怕冷，更不敢在空调屋里待着。所以我们好多来看病的患者也是甲减，我赶快说，把空调先关了吧。还有呢，就是月经老是往后错，有的2个月才来一回，所以老觉得胖，其实她不是真正的胖，是进去以后代谢不出来。

嘉宾：

跟甲亢正相反，甲亢是怎么吃都不长肉。

专家：

还有就是早上起来觉得自己的腿挺苗条，怎么到下午就觉得腿老粗了。可是有时候，在这样的患者腿上按一下没有坑，不是肿，也不像是糖尿病后期，或者是糖尿病肾病，那一按一个坑。

嘉宾：

但是生活中，我们自己要有这症状，可真不容易判断呀，很难想象到跟甲状腺有什么关系。您有没有什么能让我们自测一下的小方法呢？

专家：

有，大家可以对号入座。第一条就是自己感到了乏力，常常犯困，体力或精力老觉着不足。自己平时，有没有这样的表现？

嘉宾：

就是累累累，什么时候都觉得累。

专家：

但是累不一定都是跟甲减有关系，比如说你疲劳了，经常加班加点，可能也累。它的这个累纯粹就是体内阳气不足造成的，就是没有动力了引起的。

第二条就是大脑思维反应比较迟钝，注意力很不集中。有时候人在这儿坐着，你跟他说这个，他想的都是别的，脑袋想别的去了，所以记忆力下降，这是阳气不足。所以他就觉着，老是蒙蒙噔噔的，记忆力就下降了，老是记不住东西。

第三条就是体重老是觉得在增加，所谓，喝凉水都长肉。胖胖的一掐，恨不得流水似的，那样的感觉。

第四条就是皮肤有的还变干燥了，这个指甲呢变得很脆，还容易折断。因为肝是主血的，它来指挥你，现在它也指挥不动了，让血流到这儿，它就流不过去了。所以呢，它这就营养不到了，也就是说该营养上的都得不到充足的营养，所以患者就觉着皮肤变得干燥。

第五条是常常会觉得冷。怕冷，刚才我们说的怕冷。

第六条就是患者会有许多的负面想法，而且感觉到情绪比较低落，有时候抑郁。什么事儿吧，他不往好的方面想，全往坏的方面想，所以这也是一个典型的表现。

第七条就是患者的这个肠道能力比较差。有时候大便稀，有时候大便干，推动无力呀，吃了以后本来在这儿，你要是有劲儿，它就推下去了，是吧，它没有劲儿推不动，所以他又大便便秘了，这也是一方面。

还有就是，我感觉到这个肌肉和这个骨骼僵硬，有时候还疼痛，手有时候感到麻木。

嘉宾：

平常咱老觉得，好像颈椎病什么的，容易这个，甲减也有这个问题。

专家：

对，颈椎病的一般是这三个手指头，晚上要是睡觉了，有时候第二天早上，这三个手指头有点麻，就是这个压迫、供血不太足造成。这个可不是，他感到肌肉骨骼，就是全身，就是发僵、都疼，就不是说那么灵活，觉着这么僵硬，它就因为阳气不足，推动力比较差，而且你这个肌肉，跟这个骨骼，得不到充足的血液来濡养，其实血液里头是含氧的，氧的饱和度多少，实际上就是它有氧了，才能带动，这全身血液循环更好。

还有说我的血压增高了，但是心率又变慢了。随着体重老在增加，它的负担就加重了，所以它老着急地来弄，它最后时间长了就跟人一样疲劳了，所以它就又反而跳得慢了。

最后一条就是，我这胆固醇水平，也升高了。

嘉宾：

这还能升高啊？跟胆固醇，有什么关系呀？

专家：

对，有关系呀，因为高血脂，他这个是高血脂，因为它代谢不出去呀，全身的血液循环差，毒也不能及时解，代谢不出去，所以就造成，胆固醇又高了，有的血尿酸还高呢。所以说这一些指标，就都上来，不该高的都高了，该高的都低了。

嘉宾：

当我们有，这些症状的时候，就得考虑，是不是甲状腺有问题了，甲减。

专家：

就要到医院，及时去查一查自己。

嘉宾：

那景老师，对于一些已经得了甲减的患者来说，他应该如何治疗呢？

专家：

其实我们中医，治疗这个，应该说比西医，更有好一点的办法。所以我们要温阳补肾，还要健脾，让它促进运化，所以我们要选一个，最最经典的方儿，叫金匮肾气丸。

嘉宾：

这听说过呀。

专家：

听说过吧，好多老年人老了，怕冷也吃一点。

嘉宾：

是是是，而且金匮肾气丸，我怎么觉得，是男的吃得多呀？

专家：

男女都能吃，也都能吃，健脾补肾好了，这代谢就加快了，所以你怕冷的，这些症状就会改善，宫寒的也会改善。在临床上，治疗这些病人挺多的，效果还是不错的。

嘉宾：

那您看吃这个药，我看听明白了，是温阳，补脾胃什么的，那我们在饮食上，是不是也可以，优化优化，配合配合这个药物。

专家：

也可以，好比如说我们做个茶饮，可以用点补肾的枸杞，还可以用点西洋参，这样经常我们喝一点，还可以呢，再来一个就是，把那个韭菜籽，韭菜籽是补肾的。

嘉宾：

韭菜籽是什么呀？

专家：

韭菜吃过吗？

嘉宾：

吃过，韭菜的籽，菜的这个种子。

专家：

对，种子，一种中药。

嘉宾：

药店就有，我以为菜市场买去。

专家：

完了以后再加点面，给他每天吃个小饼。

嘉宾：

韭菜籽做的，是不是就是韭菜味的？做出来这个饼。

专家：

有一点药味，问题不大，它没有太多的难吃的那个。应该是挺好的。

嘉宾：

这也是个好方法。

换季脾胃问题 ※勿大意

扫描二维码
听医生为您讲解详情

　　秋天天气转凉，脾胃病也进入高发季节。秋天该如何调理以应对可能出现的脾胃问题呢？来看看北京中医药大学国医堂蒋燕主任医师是怎么说的吧！

北京中医药大学国医堂主任医师：蒋燕

‥‥‥

　　蒋燕，博士，北京中医药大学教授，主任医师，博士研究生导师。师从北京名医刘燕池教授获硕士学位；师从国医大师王绵之教授获博士学位。发表论文 80 余篇，著作 30 余部。讲授《中医基础理论》，擅治内科、妇科常见病、疑难病。

嘉宾：

蒋老师，我发现这入秋以后，这个胃炎的患者变多了，是不是？

专家：

是的。胃炎的患者也是一年四季都会有的，但是到了秋天以后就会增多，我最近就遇到这样的患者，有一个患者基本上前一段时间已经好了，但是立秋之后，吃一些凉拌菜之后就会出现胃脘疼、腹痛、腹泻。

贪凉导致胃脘疼痛、腹痛、腹泻。

嘉宾：

蒋老师，那为什么一换季这胃病患者就多呢？

专家：

秋凉了，夏天天热，我们吃得少，但是到秋天天一凉，我们就想多吃东西，吃得多了以后，它就会导致胃的消化功能异常。

天气凉爽后，人的食欲增加致使胃肠负担加重。

第二个原因就是昼夜温差大，可能我们睡觉时没盖好被子呀，有肠胃病的人受点凉就更容易犯，所以这个温差大也是一个原因。有一些疾病它就有这个特点，换季的时候就会加重，不光是胃病，像关节炎也是换季的时候会加重，还有冠心病也是换季的时候会加重。

昼夜温差较大，容易引起腹部着凉。

嘉宾：

既然换季的时候就容易患胃病，我们能不能提前先预防一下呢？

专家：

　　未病先防很重要的。首先要合理饮食，不能暴饮暴食。一日三餐要节制，这是非常重要的。再一个注意保暖，因为晚上凉了，夏天我们什么都不盖也没关系，但到了秋天一定要注意保暖，尤其是肚子、下肢和脚。

保持健康的生活习惯。

嘉宾：

　　到了秋天，我看好多小姑娘还穿露脐装。

专家：

　　其实这样真的不好！第二，就是要避免食用过冷的食物。

避免食用过冷的食物。

嘉宾：

　　蒋老师，那什么算是过冷的食物呢？

专家：

　　像冰箱里刚拿出来的，就是过冷的食物，不能马上就吃，要放一会，放温了再吃。再一个就是性比较寒的东西，比如说梨偏寒，其实是伤胃的，吃多了也不好，还有葡萄也是偏寒的，所以还是少吃一点比较好。

　　还有就是要合理用药，比如说觉得最近腹部有点胀满不适，这是比较轻的，稍微重一点的会觉得胃疼，这肯定就是有点问题了。一般肠胃病，尤其是胃炎，多是脾胃虚寒、脾胃虚弱，还有脾肾两虚、肝郁犯脾，这些都属于比较常见的。偏阴虚的有，但是少，还是以脾胃虚弱和脾胃虚寒

要合理用药。

为多见，药店里能够买到的中成药像理中丸、参苓白术散，如果出现腹痛、腹泻就可以用。如果腹痛、腹泻，胃又疼，像藿香正气散、参苓白术散（丸）都可以用。如果以寒为主，痛得比较厉害，附子理中丸特别管用。

嘉宾：

那已经有了胃病的患者，该如何去调理一下呢？

专家：

调理也是很重要的，我们说胃病都是三分治、七分养，饮食调理方面，我们大家经常吃的食物中的生姜是非常好的，干姜是温中散寒的要药，如果是以寒为主，就是痛得比较严重的，这个姜就用干姜比较好，然后少放一点红糖，煮水，大概煮 20 分钟，一般这种温中的药煮的时间要长一点，这个治疗胃痛还是挺管用的。如果不是特别严重，就煮点生姜陈皮水，生姜可以温中散寒，还可以止呕，陈皮理气健脾，所以当有腹胀，以胀为主，且有痛时可以加上陈皮。

再说一个特别有用的，也特别特别简单，每个人都能做到的，就是喝蜂蜜水，蜂蜜有很好的解毒作用，它本身在古方里面，就是用来敛疮的，治疗痈疮肿毒可以用。它可以用来治疗胃炎，就用一勺蜂蜜，加上温水，然后冲开以后，一天一杯，也具有很好的治疗作用和保健作用。

嘉宾：

蒋老师，咱说了半天食疗，有没有什么药物

生姜常用于脾胃虚寒、食欲减退、恶心呕吐等症状。干姜是温中散寒的要药或者手法可以帮助我们的？

专家：

也有，比如说蔻仁，你看我们有时候炒菜时会放一些，蔻仁也是既可以理气，又可以散寒的。第二个我们说扎针也是管用的，针刺本来就治疗胃痛非常管用，即使是突然间特别痛，像胃痉挛那样的，都是可以的，比如像足三里穴，扎上一针就特别管用。

嘉宾：

是吗？这么神奇啊？

针灸足三里、关元、气海、神阙等部位对治疗胃痛有效。

专家：

真的是非常管用，针灸足三里、中脘都是非常管用的，还有就是神阙，神阙就是肚脐这个地方，再就是肚脐上下左右都可以灸，还有跟肚脐正对的后面——命门穴，也是可以灸的，治疗胃痛也是很有效的。还有就是可以用粗盐炒热了，放在一个袋子里，放在肚脐上面，热敷也可以。

嘉宾：

还可以这样？

专家：

对，还有的患者跟我说他们都用那个治疗痛经的暖宝宝，敷在这个肚脐上也管用。

重点回顾

胃痛多是由于饮食不规律、熬夜、酗酒等原因导致的，另外，在秋冬季节交替时，人们的食欲也会随着天气凉爽而增大，这就很容易导致胃肠负担过重，使得胃肠功能紊乱，所以进入患病时节，大家一定注意保养好自己的肠胃。首先，要保证按时进餐，切忌暴饮暴食，要减少烟、酒、浓茶及咖啡的摄入量，杜绝冷饮，注意保暖。

干姜红糖水

材料：干姜和少量红糖。

用法：将干姜和红糖一同放入锅中，加入适量水煮 20 分钟即可。

功效：温中散寒止痛，适用于阳虚胃痛、胃炎、早期胃溃疡及十二指肠溃疡。

生姜陈皮饮

材料：生姜、陈皮各 10 克。

用法：将生姜和陈皮一同放入锅中，加入适量水煮 10 分钟即可。

功效：温中散寒。适用于阳虚胃痛、胃炎、胃溃疡以及十二指肠溃疡等。

蜂蜜水

材料：蜂蜜。

用法：饭前 20～30 分钟服用。一汤匙蜂蜜早晚各服用一次，重者可增加一次。

功效：补益气血，温中解毒。蜂蜜对胃炎和胃溃疡、十二指肠球部溃疡都有效。

告别肥胖，从调理脾胃开始

扫描二维码
听医生为您讲解详情

在这个以瘦为美的时代，纵使杨贵妃再世，也很难在 A4 腰们面前讨得半点便宜，所以"瘦"便成了人们追求美的终极目标。然而，如何才能健康地瘦下来呢？我们不妨看看北京中医药大学国医堂李志刚主任医师是怎么说的吧！

北京中医药大学国医堂主任医师：李志刚

· · · ·

李志刚，1965 年生，二级教授，主任医师，针灸学博士，博士研究生导师，师承张缙老师等针灸大家，并从事二十余年的针刺手法及针刺干预中枢神经损伤机理的研究，临床擅长治疗各种疼痛、神经系统、消化系统、运动性及功能性疾病。

嘉宾：

李老师，我听说这个胖人是挺多的，但是这胖人也不一样，不是同一种胖，是吗？

专家：

这个当然！肥胖肯定是很复杂的，从大的方面，我们通常把这个肥胖分成实胖和虚胖，如果像杨贵妃那种身材比较匀称、结实的胖，我们叫"丰腴之美"，感觉肉很瓷实，这种就是实胖。还有一种胖是肉多又松懈，就是脂肪过多，尤其年龄又比较大的，这种叫虚胖，一般是痰湿体质，一捏他的肉没有这个紧张度，是松弛的、下垂的。实胖一般见于年轻人，这时候如果让他减肥就可以控制他食欲了，通过泻实的办法，用穴位埋线或其他方法来治疗。

对待虚胖，就不能让他泻了，我们用补益的办法，就是通过健脾、化湿、祛痰来减肥。注意，这个补不是说让他吃肉，我们说的这个补是健脾，健脾之后就化湿了，所以它这个是属于多余的一些脂肪，多余的一些痰湿通过健脾给它去掉。虚胖的人容易出汗，吃点饭就出汗了，稍微活动一下也出汗了，干点活也出汗了。我们这叫气虚发汗，就是自汗出，还有的表现就是大便黏腻。什么叫黏腻呢？就是说这个大便不太痛快。

嘉宾：

黏马桶上？

> 肥胖分为实胖和虚胖。

> 痰湿型肥胖的表现：大腹便便、爱出汗、肢体酸困沉重，舌体多胖大，舌上有齿痕。

专家：

对，黏马桶上，冲都不好冲。这个情况也是脾虚的一个表现，还有就是没精神，叫少气懒言，还有个很重要的就是看看舌，是不是胖大舌，是不是有齿痕，舌苔是不是白的、腻的，这个时候可能就是脾虚了。

嘉宾：

李老师，那有没有什么办法来减肥呢？

专家：

我们有办法能让肥胖的人管住嘴。

嘉宾：

那太好了！我们就需要这办法。

专家：

减肥的方法当然有很多了，现在有很多的药物，包括一些中药、西药、泻药，我们这个减肥的方法是绿色的。

嘉宾：

什么叫绿色的呢？

专家：

穴位埋线减肥效果显著。

就是通过穴位按摩的方法，自己给自己做。另外，我们还有穴位埋线的方法。这个穴位埋线就是在穴位上，比方说腹部，我们埋一些线，埋的这个线是羊肠线或者是其他一些可以被人体吸收的线，一般 7 ~ 10 天埋一次，一次能减个三五斤，所以是非常好的一个办法。

嘉宾：

那这减肥挺快的！

专家：

第二个方法就是给大家介绍可以自己做的，就是可以用穴位按摩的方法，我们今天给大家介绍三个穴位，就是中脘穴、天枢穴、丰隆穴，这三个穴位就可以帮助减肥了。

嘉宾：

就能瘦？

专家：

对。为什么呢？比如说中脘穴，中脘穴是我们胃经的一个募穴，也是八会穴的腑会，我们人体有五脏六腑，这个中脘穴是管六腑的。

嘉宾：

就是六个它都管？

专家：

我们中医讲六腑是以通为顺的，你说这个膀胱不通了，那不是尿不出来了吗？

中脘穴有健脾和胃、补中益气、降逆利水的功效。

嘉宾：

对啊，憋着可不行。

专家：

这个大肠不通了不就便秘了吗？胃也是要通的，如果胃气上逆，就会恶心、打嗝嘛。

嘉宾：

是，就会吐酸水。

专家：

这些都是说六腑是要通的，所以这个中脘是通六腑的。六腑通了，尿就排出去了，身体的其他废物也通过尿排出去了，通过用力地按压、点揉这个中脘穴，点揉到自己能忍受为止，中脘穴在我们脐上4寸，有减少食欲、减少胃纳的作用时间长了之后，你再想吃，已经吃不了了，胃口已经变小了。当然这个是日积月累的，不可能今天做一次，就管一辈子。

嘉宾：

明白。可能就管这一顿，哈哈！

专家：

我有个患者特别有意思，原来的时候可能减掉得有20斤吧，减掉20斤之后胃口小了，然后他跟我讲了了事，他说在西单那边有一个冷面店，说有大碗，有中碗，有小碗，他每次去的时候那肯定是一大碗啊，后来减肥之后，他觉得我这个胃呀，好像吃不了那么多了，我要个小碗吧，结果吃到一半的时候，他觉得自己饱了，但他觉得也别浪费呗，就把这一小碗面都吃了，吃了之后走到门口就吐出去了。

嘉宾：

　　那就说明胃容纳不下了，对吧？

专家：

　　对，他吃多了嘛。第二个穴位就是天枢穴，是大肠的募穴，我们讲大肠也是传导，也要保持通畅，天枢穴在我们脐旁两寸，一边一个，也是用两个手的拇指用力地点揉这个穴位，点再加揉。

　　第三个穴位就是丰隆穴，丰隆穴是胃经的络穴。这个络穴呢，一络通二经，所以这个脾和胃的关系，它俩是哥俩，我们经常说脾胃脾胃嘛，所以通过胃经的络穴——丰隆穴，可以有健脾化湿的作用。换句话来讲，丰隆穴是我们减肥，中医讲叫化湿祛痰的第一要穴。

嘉宾：

　　第一要穴啊？

专家：

　　对。外踝尖和膝眼之间有 16 寸，一半就是 8 寸处前面有个骨头，旁开两中指，就是丰隆穴。很好找，丰就是丰满、隆起，没事的时候可以在这

天枢穴有增强胃动力，消除胃胀的作用。

丰隆穴有健脾化痰、和胃消胀的作用。

儿按揉一下，具有健脾、化湿、祛痰的功效，当然就可以有减肥的作用。

还有可以通过摩腹的方法，就是把手搓热了，然后从我们的右下腹慢慢摸，经过天枢、脾经，还有大横穴，脾胃两经都在这儿，通过这个按摩以后，摩上来，然后到中脘，横过来，然后左下腹再来。另外一个，从西医学来讲也是一样的道理，通过促进肠蠕动，通过排便，通过燃烧腹部的脂肪达到减肥的目的。

重点回顾

古人云，肥人多湿，就是说肥胖者与痰湿有很密切的关系，它是肥胖者的负担，会消耗肥胖者的气血，究其原因，无外乎有两个：一是与饮食有关，由于饮食不节、爱食生冷、嗜饮酒类，以致于损伤了脾气，降低了运化功能；二是与脾之健运有关，湿气导致脾虚，结果体内水湿凝聚不化，化而成痰。所以告别肥胖要从健脾开始。

李老师说的中脘穴是人体的万能胃药，对于腹胀、消化不良、便秘、胃及十二指肠溃疡、胃下垂等疾病，都有很好的疗效。除此之外，中脘穴还是神奇的减肥穴，它不仅能抑制食欲，还能帮助脂肪消化代谢，对于需要化痰消滞的朋友特别适用。天枢穴有增强胃动力、消除胃胀的作用；丰隆穴有健脾化痰、和胃消胀的作用，通过按揉都可以达到减肥的效果。

※ 不能忽视的烧心

扫描二维码
听医生为您讲解详情

　　有人会问烧心真的是心脏的问题吗？答案当然是否定的！烧心其实是消化系统最常见的症状之一，是一种位于上腹部或下胸部的烧灼样的疼痛感，同时伴有反酸的症状。长期烧心会有哪些危害？怎样才能更好地解决烧心问题？下面，北京中医药大学国医堂郑丰杰副主任医师将为您逐一道来。

北京中医药大学国医堂副主任医师：郑丰杰

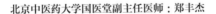

　　郑丰杰，医学博士、教授，主要从事仲景学术研究。燕京刘氏伤寒流派传承工作室、刘渡舟名家研究室学术骨干，第五批全国名老中医药专家学术经验继承人，现任中华中医药学会仲景学说分会秘书长。

嘉宾：

前段时间，有这样一个新闻，说北京有一个23岁的白领，因为胃溃疡导致的失血性休克去世了。在她去世前两天呢，还发了这样的微博：长期睡前洗头，种下了我的偏头疼；每天晚上九点后进食，吃完就睡养成了我的胃出血，年方二十三落下一身病。我印象中自己有个铁胃，怎么也会疼到这般死去活来。

这可真是太可惜了，年轻轻的，感觉好像也不是什么大病啊，怎么一下没了呢。不过听说她去世之前，还有烧心、反酸的情况，但是她并没有重视。

专家：

其实是这样的，有很多患者，刚开始的这个病情并不是特别重，那这个时候呢，其实是有一个信号提醒我们需要去看一下医生了。

嘉宾：

是啊，这个女孩之前也有烧心的症状，其实烧心很多人都有过吧，烧心，烧心，大家都在讲，这个肯定跟心脏有关吧？

专家：

这个地方的心还不是指的心脏，一般指的是我们说的这个胃，尤其是指的心下胃这个地方，酸呀有可能往上反，反到食管后就会觉得不舒服。

嘉宾：

酸反到食管，刺激这个食管引起这种不舒服。

专家：

对，伤得够厉害的时候反酸，甚至就会吐酸水，比如说哪天吃饭吃得不好了，或者吃得太凉了，吃得太硬了，吃得太辣了，喝口醋什么之类的，吃点山楂。

嘉宾：

再喝点小酒，喝点果汁。

专家：

确实有的时候就会这样。还有的患者可能就是吃得有点太快，脾胃功能原来不是特别好，他吃得快了以后消化不了，食物往下走不了。

嘉宾：

狼吞虎咽，囫囵吞枣，咀嚼得不彻底，可能就咽下去了。

专家：

对，当然还有其他的一些因素，比如说裤腰带扎得有点紧了，是吧？

嘉宾：

腰带和这个有什么直接的关系呢？

重口味、吃饭快和生活习惯都会导致烧心。

专家：

　　这个腰带扎得太紧以后，尤其是刚吃完饭，对腹腔的压力太大，这食物往下走比较困难。如果食管下边这个括约肌的功能再不好，上面的口袋扎不紧，那就往上跑了。

　　另外还可能跟情绪有关系。

嘉宾：

　　这个跟情绪还会有关系？

专家：

　　对！有的患者他自己就会告诉你，他说我这个烧心在工作特别忙的时候，压力要是特别大的时候，老板一压指标的时候，我这个心情不好的时候，它就会加重。

嘉宾：

　　郑老师，那我们在饮食上应该注意一些什么呢？

专家：

　　这个呢，说到饮食的调理，当然只是针对烧心可能比较轻微的一些患者来讲，比如说有些患者可能自己知道，一吃韭菜就烧心；还有些患者说，我要是吃个山楂，就不行了。还有的患者说，我吃个凉黄瓜，也不行了。再一个就是我们刚才提到的一些不良的生活习惯。

　　我就遇到这样一个患者，一个美国的朋友，

他这个烧心烧得很厉害，我给他吃中药吃了 2 个月吧，每次来复诊都说好一点，我觉得他可能是照顾我的面子，很可能就没有效果。这时候我就问他你这个生活上有没有什么不好的习惯啊？

嘉宾：

　　他肯定说没有，我这生活很健康。

专家：

　　对，人家习惯了，他认为他的习惯是很正常的。他有一次跟我提到，他说我经常加班，加班以后特别困，没有精神的时候，怎么办呢？就要靠喝很浓的咖啡来提神。后来我就说，你先把咖啡停一停，这可能是我们治疗效果不好的一个因素，后来我就让他把这咖啡停掉，再把以前吃的中药吃上。一段时间后他给我发微信告诉我，胃酸基本上就没有了，这个烧心也没有了。

嘉宾：

　　果然是这样。这也好理解，胃酸过多嘛，咱们也学过化学，酸多就要用碱中和，我在网上看到过有的人说喝牛奶是可以中和的，还有一个也很好理解，你比如说这个小苏打。老师，您觉得我这说的是不是有道理？

专家：

　　有一定的道理，但是这个有一个问题我们要纠正一下，如果说这个人胃酸特别多、烧心特别

盲目用小苏打中和胃酸可能引发严重后果。

厉害的时候，我们给他碱性的食品或者药物进去以后，酸碱一中和，你刚才也提到了它会产生一个气体，说有的患者吃完这个治胃酸的药以后，尤其这碱性的药之后他会觉得胀。

嘉宾：

他有时候打不出来，就跟吹气球似的，胃胀啊，这可太危险了。

专家：

关键是如果说这个患者同时再有点溃疡的话，大家想一想这里边这个压力大了，是不是，这压力大的话，它就有可能造成什么？

嘉宾：

会造成什么啊？

专家：

它就容易造成溃疡，出血呀、这就不得不小心。

嘉宾：

看这样，我这招可不能随便用，这可不是闹着玩的。

专家：

还有一点就是这个，刚才说的这个小苏打，吸收了以后到人体内呢，可以引起我们体内酸碱平衡的紊乱，这个也要注意。

嘉宾：

那刚才您说这个，制酸剂中和胃酸的，那这牛奶喝到肚子里它应该不会产气吧，我觉得这个还能中和胃酸，感觉还挺好的，这是不是很好的东西。

专家：

是啊，大家都觉得牛奶对胃黏膜有保护作用，还能促进消化，因此很多胃病患者都喜欢喝牛奶。实际上这个问题我们要辩证地看待，研究发现牛奶确实有中和胃酸的效应，但是它作用的时间一般持续得比较短，也就是 20 分钟吧。

牛奶可能阻碍对胃病的治疗。

嘉宾：

这么短呀，那没什么用啊。

专家：

1986 年的时候，加州大学的科研人员做了一个实验，是说全脂的、半脱脂的，还有全脱脂的一般的牛奶、不同种类的牛奶，给正常人，还有容易烧心、反胃酸这些胃溃疡病的患者去喝。结果发现什么呢？也是证明我们刚才说的，喝完以后这些胃溃疡病的患者暂时会觉得有点好受，但是过一段时间后，他的溃疡病会越来越重。他这个胃酸的分泌也会越来越多，而且会发现喝牛奶以后，它刺激胃酸分泌持续的时间可以达到 3 个小时，反而还越来越严重了。

嘉宾：

郑老师，那什么食物可以抑制胃酸吗？

专家：

我会经常告诉患者，说你吃点花生米。

嘉宾：

花生米我喜欢。把这个花生米给它油炸了，炸得脆一点，然后再放点老醋，再拿点酒，这是天然的好下酒菜啊。

专家：

这个可是错了，这样可养不了胃。

嘉宾：

这怎么错？您刚才不是说，说花生米是可以养胃的吗？

专家：

说的是生的，得生着吃。每天在饭后嚼个十几粒，嚼完了以后，花生米化成那个糊糊状的，它就会分泌到胃黏膜的一个表面，能够保护胃黏膜。

每天饭后嚼十几粒生花生米有助于缓解烧心症状。

嘉宾：

就像一个保护膜一样。

调整饮食结构，多吃碱性食物。

专家：

没错，你说得对，一个保护膜的效应。另外

一点，坚持下来，它也能减少胃酸的分泌，基本上两三个月就可以见到非常不错的疗效了。

我们可以在选择食物的时候，尽量选择偏碱性一点的食物，比如黄瓜、胡萝卜、苹果，还有卷心菜等这些都有一定的缓解作用，但是不要生着吃，尤其是生黄瓜不能生着吃。

嘉宾：

为什么不能生着吃啊？

专家：

大家可能会想：这胃酸多，我这里边不是烧得慌，这不是火大嘛，吃点凉的压一压，我中和一下。因为这个胃酸过多的患者，本质上他的脾胃是虚寒的，在吃得凉了以后加重了脾胃的虚寒。所以有的患者说，我这烧心了，喝点凉水，反而加重了。

但是有一点，我要补充的是，如果是非常严重的反酸、严重的烧心这些症状出现的时候，一定要及时就医，尤其是在晚上睡觉的时候，它反了一口酸，别再造成阻塞了呼吸道，呛住了，甚至有可能会产生窒息呢，这可就危及生命了。

脾胃虚寒的烧心最忌生冷食物。

脾胃虚寒的烧心患者最忌生冷食物。

重点回顾

1. 盲目用小苏打中和胃酸可能引发严重后果。

2. 牛奶可能阻碍对胃病的治疗。

3. 每天饭后嚼十几粒花生米有助于缓解烧心症状。

4. 脾胃虚寒的烧心患者忌生冷食物。

胆囊炎不能一切了之

※

扫描二维码
听医生为您讲解详情

　　胆囊炎、胆结石不仅给人们带来了难以承受的痛苦，同时也意味着随时要面对胆囊切除的抉择。胆囊炎、胆结石可否不用切除胆囊呢？中医是如何治疗胆囊疾病的呢？下面就让北京中医药大学国医堂郭华主任医师为您抽丝剥茧，逐一道来！

北京中医药大学国医堂主任医师：郭华

· · · ·

　　郭华，医学博士，教授，硕士研究生导师，全国名老中医聂惠民学术继承人。现在主要从事《伤寒论》的教学、科研与临床工作。主要研究《伤寒论》原著学术思想研究及文献学及经方防治常见病、疑难病的相关工作。

在没有恶性病变的情况下不要轻易切胆。

嘉宾：

郭老师，首先我想问您一个大家都比较关心的问题，就是得了胆囊炎，到底要不要切除啊？

专家：

病了胆，千万不要一切了之。现在西医也认为需要保胆，保胆取石，保但取胆里的胆囊息肉，等等但是在过去都没有认识到这一点，都是认为胆有毛病了，就一切了之。

嘉宾：

据我所知啊，这个胆，它里面分泌出来的胆汁其实对那个肥肉就是我们的脂肪有乳化作用，能把大块变小块，我简单的理解就是如果胆没了，基本就不能再吃肥肉了，酒就更甭说了。

专家：

2007 年，著名的外科专家裘法祖院士提出了三句话：要重视胆囊的功能，发挥胆囊的作用，保护胆囊的存在。我觉得他这三句话说得特别好。

嘉宾：

郭老师，我听说很多人会把胆囊炎和胃部的不适混淆起来，您说这个我们该怎么鉴别呢？

专家：

这种在临床上太多见了，有很多患者到我这儿来呢，他经常说他胃胀、胃不舒服，有时会恶心、呕吐，甚至有的时候会拉肚子，特别是吃了这个油性大一点的东西，他就觉得胃胀得特别厉害，实际上像这样的患者，我听了之后，都不用他告诉我他是否患有胆囊炎，我都觉得他胆囊有问题，我仍然按照我们中医疏肝、利胆这样的方法去治，往往效果就很好。

胆囊炎的症状表现与胃病很相似。

嘉宾：

这神了哈，郭老师，那您是看到了患者的哪些表现，然后您才认为他是胆囊的问题呢？

专家：

有的患者经常会有口苦的症状，再一个就是胃胀，特别是他吃了这个油性的东西以后，比如肉啊，油性大一点他就胃胀得厉害。这个就常常是我作为一个诊断他胆囊不好的依据，实际上就是说患者的胆汁分泌不好，他消化不了这些油性的东西，所以他才会觉得胃胀。

判断患者有胆囊问题的表现：①口苦；②对油性食物反应大。

嘉宾：

郭老师，那为什么会口苦呢？

专家：

从我们中医来讲，这是少阳病的一个典型的表现。

嘉宾：

少阳病？

专家：

少阳病是属于《伤寒论》六经病之一,六经病有太阳病、阳明病、少阳病、太阴病、少阴病、厥阴病,这属于少阳病,少阳病病位主要是在胆经、胆腑,胆经是循行于两侧,刚才说的胆经和胆腑是有关系的,胆腑中储藏的是胆汁,那么胆汁上溢就会觉得口苦,所以少阳病最主要的表现就是口苦、咽干、目眩,所以只要患者有口苦的症状,我们就会想到这是不是少阳病,如果这个患者再有胃疼或者是右胁下这块也不舒服,我就会考虑这是不是胆囊病。

嘉宾：

患者本来是胆囊的问题,为什么他会表现出一些胃部的症状呢?像呕吐、胃胀,这是什么原因呢?

专家：

中医认为肝胆脾胃都是相关的,实际上不仅仅是肝胆脾胃,整个五脏都是相关的,只是肝胆和脾胃关系更为密切,古人认为就是木和土之间的关系,肝木它会克脾土,如果肝胆不好了,它一定会影响脾胃,而肝胆影响脾胃,这个在我们少阳病中特别是小柴胡汤证里讲得特别清楚,它的临床表现,除了刚才说的口苦、咽干、目眩以外,患者可能会有往来寒热的症状,就是一会觉得冷,一会觉得热,而且心烦、喜呕,就是想吐,还有呢,不想吃饭,这不都是属于我们所说的胃病的临床表现嘛。老百姓都认为：我又不想吃饭，又恶心、想吐，我这不是胃不好了吗？有的时候患者还会出现胃胀，所以就更怀疑自己是患了胃病了。

嘉宾：

　　郭老师，不同类型的胆囊炎应该怎么治呢？

专家：

　　我们治疗也基本上是从少阳入手，少阳病最主要的方子就是柴胡剂了，就是小柴胡汤，那么小柴胡汤的变方可能就有这个柴胡桂枝干姜汤，这些都是我在临床上治疗胆囊炎常用的方子，但是它一旦表现出来胃胀，甚至恶心、呕吐，这时候我可能又会用泻心汤。

嘉宾：

　　就是胆囊炎侵袭到胃了？

专家：

　　对，影响到胃就是说患者表现出来胃胀，有的时候大便有一点稀，下痢，甚至有的时候恶心，我可能还会用一些泻心汤，那么在用泻心汤的时候，也常常是和柴胡剂合在一起用，这样效果可能会更好一些。

　　另外，临床上还有一种情况，就是说有些人他知道自己患有胆囊炎了，所以他就到西医那儿去看，西医那儿去看呢，大夫可能就只给他开一点消炎药，吃点消炎药可能就好了。过一段时间，

慢性胆囊炎的克星——小柴胡汤。

他可能又觉得不舒服了，于是又吃消炎药，这样反反复复，时间长了，好像再吃消炎药就不管用了。

嘉宾：

产生耐药性了？

专家：

这个呢，好像一般老百姓理解这是耐药性。从我们中医角度来说，其实不仅仅是一个耐药性的问题，它是什么呢？就是一般的这种抗生素消炎，你知道"炎"字怎么写吧？

嘉宾：

两个"火"嘛。

专家：

两个火，那是不是就把这火压下去，你要压下去这火，要用什么样的药才能压下去这个火呢？

嘉宾：

寒凉的？

专家：

对了，所以消炎药呢，大部分都是属于寒凉的，从我们中医理解，它就是寒凉的，所以当他凉的时候，他又有少阳不和，又有肝胆的毛病，而且还有脾胃虚寒的情况，这时候可能会使用柴胡桂枝干姜汤如果再不成的话，我们可能还会给患者用一段时间的附子理中汤，等患者阳气恢复了，这个胆囊的功能可能也会有所好转。再有呢，就是有一些患者还表现出比较疼，疼得厉害，尤其是这个胃疼，或者是他右胁下疼，这时候我还会用上四逆散，那么四逆散这个方子中有柴、芍、枳、草嘛，就是柴胡、白芍、枳壳和甘草，特别是这个白芍和甘草，有缓急止痛的作用，所以把这个方子再往里头融入一下，患者的疼痛就会有好转。

一般胆囊炎患者还会伴随着胆结石，所以这时候呢，我们可能还会用一些利胆、消石这样的一些药，最为常用的一个药是鸡内金。

嘉宾：

就是鸡胗里面黄色那个膜，是吧？

专家：

对！助消化的，但是你可知道那个鸡吃了那些石、沙、玻璃碴子啊，它都会消化的。我觉得疗效还是可以的。

重点回顾

　　胆囊是人体重要的消化器官，胆囊不仅具有浓缩胆汁、储存胆汁、排泄胆汁的功能，而且还有着复杂的化学免疫等功能，如果切除会造成诸多并发症及不良反应，例如消化不良、反流性胃炎等，而胃肠癌的发病率也远远高于普通人，所以，除非胆囊已经丧失它的功能，否则千万不能一切了之。

　　胆囊炎与胃病的症状有很多相似的地方，胆囊，位于右上腹肋骨下缘，而胃十二指肠球部和胆囊的位置十分靠近，因此，两者的痛感容易混淆，分辨时大家可以记住以下3点。

　　1.胆囊炎的腹痛经常与高蛋白饮食有关，发病常在患者进食油腻食物后表现出右上腹剧烈绞痛、恶心、呕吐等症状。

　　2.体格检查时慢性胆囊炎患者可检测出右上腹压痛、反跳痛，腹肌紧张等症状。

　　3.胆囊炎患者常出现口苦的症状，这是胆汁上溢的表现。

如何破解糖尿病

※常见的三个误区

误区一： "胰岛素"真的一打就停不下来吗？

误区二：糖尿病患者血糖越低越好？

误区三：糖尿病只要通过饮食就能调节？

胰岛素打多了会上瘾。糖尿病是老年人的专属，不能吃糖就连水果也不行。关于糖尿病的谣言，你一定听过这些，而民间也流传着各类治疗糖尿病的偏方，其中大部分是错误信息，不但起不到治疗的作用，还很有可能适得其反。下面，中医专家就帮你打破谣言，正确抗糖。

扫描二维码
听医生为您讲解详情

北京中医药大学国医堂主任医师：景录先

· · · ·

景录先，主任医师，曾拜国家级名老中医吕仁和、中国工程院院士王永炎、国医堂名老中医姚高升三位教授为师，学习内分泌、脑病、皮科疾病的诊治。擅长诊治糖尿病、肾病、甲状腺、痛风、心脑血管、皮肤科疾病等。

为何知道自己血糖高，而不及时用胰岛素？怕有依赖性？！

嘉宾：

景老师，我们听说过很多关于糖尿病的谣言，您有没有经历过因为这个谣言而耽误病情的病例呀？

专家：

三四十年中间，经常老有这样的，我其中就有这样一个病人，去年的时候，大概是春天吧，有将近50岁一位刘先生，他感觉到关键是最近工作压力比较大，心烦、急躁，动不动就发脾气，还有就是经常丢三落四，干着事儿一下就忘了，记性也不行了。

我说："那你为什么，西医也介绍说你这么高了，说你还是用点胰岛素吧。"糖化血红蛋白超过8.5以上，中医认为生了糖高的毒素。他说："哎呀我可不敢用，怕上瘾，再一个，用了有了依赖性咋办，那以后就离不开了。"他是药也不敢吃，也怕上瘾。

嘉宾：

对对对，有这么说的，有一类糖尿病人就怕吃药，怕一吃就停不了了。

专家：

后来我说，"还是尽快地让血糖下去，降下来。降下来以后，你省得有好多并发症出现，而且你也都好几年了"。经过这么一解释，他说："真的没事儿啊，我用上不会上瘾吧？"再给他解释解释，说："你用了以后，慢慢地下降以后，如果是恢复得正常了，还可以再改，改回来都可以，可以停，改用药，都可以。"他说："那行，那我知道了。"

嘉宾：

等于您给他的方案是胰岛素加上中药。

专家：

中药加胰岛素治了一段以后来，就觉着降得还不错。起码糖化血红蛋白没有那么高了，他自己觉着心情也好多了。

嘉宾：

像您刚才说这种病人，其实生活中还是挺多的。我也认识一些有糖尿病的病人，他们也普遍地互相之间也传，其中就有人说，胰岛素这种东西确实效果好，因为打上就降糖，但是特别容易形成所谓的"依赖"，就刚说的上瘾了。你打，它控制得住，你不打就控制不住，而且越打越多。是这样的吗，景老师？

专家：

也不一定，你看有一些人，可能用一段以后慢慢地帮他，就跟人一样。开始你这个人力量不足，有个人帮一帮，慢慢地就恢复体力了，慢慢就会好，胰岛功能也如此。咱们国家在大庆那边专门做了一个这样的试验，就给患者早期用胰岛素强化治疗，有的三个月，有的半年，用了以后他们血糖

误区一：

"胰岛素"真的一打就停不下来吗？

胰岛素有助力作用，有种疗法叫"胰岛素强化治疗"。

逐渐好了，就给他们停了。结果他们好几年还很正常，这叫胰岛素强化治疗。（糖尿病早期使用胰岛素是否可行？）

嘉宾：

甚至是逆转糖尿病，是吧？

专家：

对，帮助他。就跟人一样，体力恢复了，就不用别人帮忙了，胰岛功能原来有点问题，恢复了，它自己就可以自食其力。

糖尿病早期能否用胰岛素要视病情而定。

嘉宾：

有误区的人，如果不打胰岛素，会有什么危害吗？

专家：

就像刚才说那个病例，如果他要是坚持不打，那并发症就要出来了。因为什么呢？那个胰岛功能已经不行了，中间又隔了这么几年，一直高也不治，它逐渐在上升，那么很快并发症就出来了，像神经病变、周围血管病变、很多心血管的病变，就会出来。出现以后，病情就加重了。

如果该打胰岛素时坚持不打会造成各种糖尿病并发症，导致病情加重。

嘉宾：

尤其这个心脑血管病变，直接危及生命啊！

专家：

要不说糖尿病不可怕，可怕的是并发症，你

糖尿病不可怕，可怕的是并发症，后果很严重！

166

看出了并发症就很难控制了。

嘉宾：

　　景老师，像您刚才说的那种血糖已经 14、15 那么高的病人，他在降糖的过程中，是不是越低越好啊？就是降得越多越好呗？

　　你看很多糖尿病人，就有一个习惯，一起聊天聊什么，就比这血糖数，是吧？比工资是越高越好，比血糖越低越好。

专家：

　　其实这是一种误区，临床上我碰见过一位女士也是，她平时要求自己比较严格，干什么工作也是比较拔尖，得了糖尿病了，开始挺觉得想不通，觉得凭什么我得糖尿病啊，所以在治疗上也是特别地抵触。比别人，她就较真，吃东西是越吃越少，要求自己的糖也降得越低越好，严格控制，经常是处于饥饿状态，所以她血糖降得就越来越低，最后就到我们这儿来看病的时候，一天就没精神。控制太严格，对身体是没有好处的，这样使你好多脏器受到损伤，反而更不好。

控制血糖不能
一味求低！

嘉宾：

　　那它到底维持在多少比较合适呢？这个范围到底是多少？

专家：

　　这个也是看你得糖尿病的时间的长短，还有

167

空腹血糖：
4.4~7.0mmol/L
随机血糖：
≤ 10.0mmol/L
糖化血红蛋白：
≤ 7.5%

过分降血糖会对身体各个器官造成损害，对血管、血压、心脏、周围神经病变都有影响。

根据你的年龄的大小，如果你是得了糖尿病五六年了，一般我们六七年这样的时候，4.4 到 7 就比较合适。比如今年老爷子都快八十了，那他就是稍微比七高点，身体没有异常，也就没事儿。

嘉宾：

比如糖尿病人长期的保持一个相对太低的血糖，到底有什么危害呀？也会有并发症吗？

专家：

那肯定的。你看咱们低血糖水平的时候，为什么要出汗呢？大脑也缺氧了，全身能量不够了，它对心血管有害，对血压、心脏，对你的周围神经病变都是有影响的。现在好多人就说，"大夫我可冤了"。我说："怎么冤？""我不吃肉，为什么我血糖还高？"其实这些油还是需要的。所以说不吃肉的糖尿病病人或者不吃肉的正常人可以吃点坚果。坚果不是说越多越好，一般保持在每天 15 到 25 克之间。

特别提醒：原来，"使用胰岛素会上瘾"是我国大部分糖友最常见的一个误区。其实朋友们会不会一辈子打胰岛素是施病情而定的，而过分的降糖反而会比高血糖更可怕，不仅会出现出汗、手抖、头晕、心悸、眼前发黑等症状，甚至还有可能引起昏倒，甚至导致死亡。所以糖友们控制血糖要追求"稳"字，而不能一味求低。

嘉宾：

老师您刚才说了这么多的注意饮食的事项，那我是不是只要控制好饮食，糖尿病就能控制住了呢？

专家：

其实也不是，因为控制糖尿病，大家都知道，不管是中医还是西医，都提倡"五驾马车"，实际上也就五个原则。

第一个就是要控制饮食，因为糖尿病不都说是富贵病，什么叫富贵病呢？就是吃出来的病，吃得多了。现在因为我们生活水平提高了，所以人们对吃这一方面不愁了，都能吃饱了，而且胡吃海塞，吃得更多，所以说管住嘴是最基础的一条。

第二个，还得要迈开腿，得运动。好多人就说我吃完饭了，太阳也出来了，出去遛遛。好多人还说那我劳动码长城也是劳动啊，我说那码长城不叫劳动，你坐在那儿又紧张，更不好，所以不能算运动，还得要在室外有氧运动才能算。

第三个就是糖尿病也要去经常听听一些糖尿病的讲座，就是从教育方多了解一点糖尿病是怎么发生的，怎么发展的，最后要怎么产生一些并发症。这些常识，你知道了以后不是有利于自己吗？

要定期到医院去做检查，看看你最近血糖控制得怎么样，你怎么运动，怎么管住嘴，怎么迈开腿，这些肝功、肾功有没有问题，是看有没有并发症。如果这些控制得不好，找到原因再加强。

误区三：
糖尿病只要通过饮食就能调节？

- 管住嘴
- 迈开腿：要在室外做健康有氧运动
- 多了解点糖尿病的相关知识
- 定期到医院做检查
- 学会糖尿病自我管理

最后还得要学会糖尿病自我管理。

嘉宾：

刚才说这个问题，其实也特别典型。就是好多糖尿病人吧，为什么靠这个节食来控制血糖啊？他们就不想吃药，就靠运动，就靠节食。

专家：

那是比较初期，不是太高的时候，是可以。如果你血糖很高了，你也不能说永远不吃，不吃低血糖了，低血糖不是更麻烦吗？并发症更多了。

嘉宾：

所以真的是不能盲目地单纯靠饮食控制来降糖。

专家：

饮食控制是最早期的早期，到一定时候以后，就不能拿这个降糖了，它不有几个阶段吗？一定要按照那个来，所以说要五套马车，同时，哪一个缺了都不行，这样才能够把糖尿病控制得很好。

特别提醒：景老师提倡的五套马车治疗法，从心里、饮食、运动、药物治疗和及时监测病情这五方面给出了糖友们解决方案，糖友们只要驾驭好这五匹马，就能良好地控制糖尿病，有效地避免糖尿病并发症的发生和发展了。

重点回顾

● 五套马车管理法：

1. 控制好饮食选择

选择低碳水化合物的食材。

2. 适量运动

坚持长期适量的体育锻炼，保持血糖水平的正常。

3. 教育与心理治疗

了解懂得糖尿病的发展，掌握如何对待和处理疾病的方法。

4. 病情监测

定期进行各项检测以便了解病情及时治疗。

5. 药物治疗

在单纯饮食及运动治疗不能使血糖维持基本正常水平时，选用口服降糖药或胰岛素，并根据临床需要服用降压调脂等药物。

冠心病不能只靠支架撑

扫描二维码
听医生为您讲解详情

得了冠心病就要放支架吗？放了支架就一定能得到缓解吗？支架是放还是不放？这些问题一直困扰着冠心病患者及其家属，下面就请北京中医药大学李玉峰教授为您逐一解答，以消您心中之疑问。

北京中医药大学教授：李玉峰

李玉峰，博士，主任医师，硕士研究生导师。国家中医药管理局第四批全国优秀中医临床人才，师承国医大师薛伯寿、全国名老中医张炳厚教授、首都国医名师刘景源教授、姜良铎教授。现担任北京中医药大学东直门医院通州院区急诊科主任，兼任世界中医联合会温病专业委员会常务理事，中国中医药信息研究会温病分会常务理事，北京中医医学会中医应急工作委员会委员，北京中医药学会急诊专业委员会委员。

嘉宾：

　　李老师，今天我碰到一个特有意思的事儿，我去给车的发动机做保养，其实我这车才开了几万公里，然后就积碳了，所以要做一个保养。我就想到如果咱们要活到 70 岁，那心脏得跳多少下啊，我就百度了一下，结果吓了我一跳，要跳 22 亿下。我想没有任何一个机器能够像心脏这么抗造的。但我觉得心脏肯定也有"积碳"的时候，比如说这个血管堵了，是吧，我今天想问问李老师像这种心脏血管发生了狭窄或堵塞，医学方面有没有什么好的办法？

专家：

　　对，心脏肯定有"积碳"的时候，心脏的血管实际上它也是里面堆积了很多垃圾，如果我们血压高、血脂高、血糖高，最后血脂那些都沉淀到我们的血管里面。如果我们不注意保养，不注意控制饮食，最后这些都会沉淀到我们的血管壁上，就像积碳一样，时间久了以后，也能造成血管的堵塞。如果血管堵塞轻的话，可能会有胸闷、胸痛的症状。比如说血管堵塞在 50% 左右的时候，在我们剧烈活动或者干了一些体力活时，这种症状就会出现了。如果狭窄超过了 75%，轻体力活动就会引起胸痛的症状，叫心绞痛。如果狭窄超过了 90% 以上，可能走个 50 到 100 米，就会出现这种胸痛的症状。

嘉宾：

　　李老师，就是您刚才说的这个狭窄，西医学

高血压、高血脂和高血糖等疾病都会引起血管堵塞。

上通常是放一个支架在里面，对吧？

专家：

对。

嘉宾：

但是我经常也会听到说放支架后还有堵的情况，包括放完支架以后，症状改善得也不是说特别明显，还会出现一些各种各样的问题，这是为什么啊？

专家：

正好借这个机会，先说一下什么情况下适合放支架，什么情况下不适合放支架。有的人甚至是放不了支架。

嘉宾：

放不了？

专家：

比如说血管狭窄原则上超过 75% 以上才去放支架，在 75% 以下，我们通过这种药物的治疗能将症状控制得非常好，没必要去放支架。

嘉宾：

也就是说不是只要有点狭窄就要放支架？

专家：

对，如果是超过 50%，就放支架了，原则上是不允许的。这是一个支架的问题，再一个就是搭桥，搭桥实际上也是一种让血管通畅的方法，但如果是血管从头到尾狭窄得特别长，像这种需要放支架特别多，甚至有的关键部位的狭窄放不了支架，这种情况就需要搭桥。

嘉宾：

　　我理解啊，是不是就在身体其他地方取个血管，然后心脏打开，把这个血管放在上面，是这样吗？

专家：

　　对，确实是跟你描述的差不多，就是相当于把一个血管从主动脉根部绕过那个狭窄的地方，接到远端的地方，这就是搭桥的方法。有一些人血管狭窄特别严重，又放不了支架，又搭不了桥，这种情况西医上没有办法，所以说只能是靠吃药。

嘉宾：

　　李老师，那为什么很多人放完支架、搭完桥以后，最后还会经常出现胸闷、憋气、胸痛这些症状呢？

专家：

　　第一个就是支架和搭桥只能解决一部分的问题，河流有主干，也有小的溪流这种分支，血管也一样有分支，放支架和搭桥只能解决主干的问题，那些小的分支堵了，放支架解决不了，只能靠吃药。

为什么放完支架后仍有不舒服的症状？

支架不能解决小血管狭窄引起的胸闷等症状。

还有一种原因就是患者的这种难受可能和心脏本身没有关系，不管他放不放支架，他都会有这种症状，有的人是器质性的，有的人是非器质性的，有的人是因为肝郁气滞，最近心情不好了导致的，最后去医院一查，血管狭窄，大夫说要放支架，实际上他的症状和这个血管狭窄可能没有关系。最后是支架放完了，血管狭窄也解决了，但症状并没有解决，就是因为可能和他的血管狭窄没有关系，所以还需要吃药来调理。

嘉宾：

李老师，那中医怎么能够帮助做了支架手术，但还是没有缓解症状的人呢？

专家：

对于心脏病患者，不管放没放支架，中医都有非常好的作用，刚才说了第一种，就是说大血管狭窄，放完支架解决了，小血管有问题，支架解决不了，我们用一些活血化瘀、通血管的药，效果会非常好。

第二种效果会更好，也就是他的症状可能和这个心脏血管狭窄没有关系，这种情况下吃西药、放支架都起不了作用，那么吃中药效果非常好。

还有一种疼痛就是体质的问题，可能和我们刚才说的第二种情况有点类似，比如说有些人特别怕冷，像这种情况是阳虚，叫胸阳不振。我有个患者一到冬天就会出现胸痛，他做了几十次造影都没有问题，最后他就来看中医，这个患者有

起初的胸闷等症状并非由血管狭窄引起。

放了支架后仍胸部不适怎么解决？

活血化瘀、调理体质才是治病根本。

心阳虚易引起胸痛，治疗应通阳扶正。

什么特点呢？就是在天气变冷前三天，他就知道天气要变。

嘉宾：

　　这比天气预报要准了？

专家：

　　比天气预报要准，所以像这种情况吃中药效果就非常好，属于心阳不足，阳气不振，有胸痛的这种症状，这种情况放支架也是解决不了的。

嘉宾：

　　因为他根本就不是这个器质性的问题？

专家：

　　对，他根本就不是血管狭窄的问题。还有一种气虚的情况，就是患者会感觉浑身没劲、胸闷气短，到医院放完支架以后，这个气短、没劲更严重了。从中医上讲还是属于气虚，因为做手术是会伤元气的，本来就气虚，做了手术对人体又是一个打击，会加重气虚的症状。反而说放完支架、搭完桥后，患者没劲的症状会加重，本来是能走500米的，现在可能只能走200米。这种情况下用西药效果也不会很好，这时中医有绝对的优势，像人参、黄芪，这是补气非常好的中药。

放支架易致正气虚损，应补其不足。

嘉宾：

　　那做了支架手术的患者，在生活上需要注意

支架手术后要注意些什么？

一些什么吗？

专家：

实际上得了心脏病不管放不放支架，我们都应该注意很多问题，《黄帝内经》中就有"饮食有节，起居有常"的说法，就是说我们饮食要规律，不能大鱼大肉，什么撸串呀、火锅啊，这些还是都别去了。

另外就是运动方面，要有适量的运动，现在很多患者都有这样的观念：就是说患了心脏病了，就不要去运动了，你就尽量地躺着。很多患者本身是能运动的，患病以前也都运动的，现在也不敢运动了。人的生命在于运动，如果不运动，心脏血管狭窄会越来越严重，它的速度会越来越快，所以说运动是非常非常重要的。

如果你有血压高、血脂高、血糖高这样的问题一定要控制好，严格按照医生的医嘱去规律地用药，这是非常重要的，有很多人血压降下来了，就把降压药停了，降脂药吃两天觉得太麻烦不吃了。血糖高也不去吃降糖药，这样的人的血管动脉硬化的速度会非常快，所以不管有没有放支架，这些是都应该注意的。

饮食要规律，有节制。

适量运动有助于保持心脏健康。

吃药遵医嘱，不可擅自停药。

重点回顾

冠心病的治疗要根据病因特点决定，很多患者在血管狭窄只有 40%～50% 时就变得非常紧张，觉得血管狭窄了，是不是一定要放支架才行，其实这种程度的狭窄是可以通过药物来治疗的，例如使用一些中成药来达到疏通血管、扩张心脏动脉、增加血液输出供应等，而如果变狭窄的程度超过了 75% 以上，就要根据患者的情况选择介入治疗。

中医认为，冠心病多由于胸阳不振、气血痰湿之浊等瘀阻而成，支架术虽然可以起到活血化瘀的作用，但它只能解决局部问题，而患者整体的体质和全身状态并没有改变。另外，对于正气不足的患者，在放支架后，正气虚损得更加严重，那么就会在做完手术后出现患者浑身乏力、特别怕累等表现，这就是虚损的表现，所以不管是放支架前，还是放支架后，都应该根据患者的体质用中医进行调理。

※便秘别乱吃药

扫描二维码
听医生为您讲解详情

　　说到便秘，应该是极度耗时、极其痛苦、极端恼人的烦心事儿了。正常人的思维通常会认为，便秘吃点儿泻药不就可以了吗？事实上这话只说对了一部分，因为有些便秘还真不是吃泻药就能解决得了的，这究竟是为何呢？下面我们来看看北京中医药大学国医堂郑丰杰副主任医师是怎么说的吧！

北京中医药大学国医堂副主任医师：郑丰杰

····

　　郑丰杰医学博士，教授，主要从事仲景学术研究。燕京刘氏伤寒流派传承工作室、刘渡舟名家研究室学术骨干，第五批全国名老中医药专家学术经验继承人，现任中华中医药学会仲景学说分会秘书长。

嘉宾:

　　平时常开玩笑:说活活憋死了,一直觉得这就是个玩笑话。但去年确实有这么一个新闻,说英国一个16岁的少女因为没法儿大便,2个月没有解过大便,结果活活给憋死了。

专家:

　　这个着实令人叹息,也可见这个便秘对人体危害之大啊。现在这个社会条件下,便秘的人群是越来越多了。

嘉宾:

　　郑老师,这个便秘都是由什么因素引起的啊?

专家:

　　比如我们现在吃饭是越来越精了,这便秘跟纤维素的摄入量是有关系的。另外一个,就是我们现在的工作压力大,我们一坐就是大半天,我们运动得少了。大家可能都有这样的经历,要是哪天坐了一天火车,第二天可能正常的大便就没了。

饮食、运动与生活环境的改变都会引起便秘。

嘉宾:

　　我就是,一出门就没有了。

专家:

　　这一方面是我们这个环境改变了,另外一方面跟我们运动得少也有很大的关系。

根据排便次数、排便量和便质来判断是否便秘。

嘉宾：

郑老师，现在很多人排便确实是不规律的。但是怎样的不规律才算是便秘呢？

专家：

比如说一星期的大便次数不超过 3 次，2 天以上才 1 次大便，就比较严重了，属于便秘的症状。还有一种情况就是每天也有，但每次就那么一点点，量很少。还有的大便根本就一点都不硬，甚至是黏糊糊的，拉完以后，在那个池子上，很难以冲刷。

嘉宾：

没错，有时候就是挂马桶。就是说你上完厕所，别人都知道你上厕所了。

专家：

你这个描述很形象！我们通过观察这点，就可以判断这个人的大便是比较湿浊的、黏滞的。

嘉宾：

这是不是跟吃的东西有关？像我就比较爱吃。老师，你给我把把关。

专家：

爱吃的东西不一定是你身体适合的。年轻一点的人可能觉察不出来，老年人可能就会出现非常严重的一些问题了，比如说老年人常发的脑血管病、心血管疾病，这些跟便秘就有关系。

嘉宾：

　　这是什么原因呢?

专家：

　　这个原因就在于大便干的时候，他蹲厕所就很费劲，得使劲，只要一使劲，这个腹腔的压力就增加了，就会造成气血往上涌，往上涌的时候，如果血管特别脆弱，压力大了，就有可能会出现血管破裂。

嘉宾：

　　那还真是挺危险的!

专家：

　　这是一个诱发因素。便秘的危害我们都了解了，那么怎样治疗呢? 很多人觉得，既然身体堵住了，那就要泻，但是如果滥用泻药就会让便秘越来越恶化，而且会引发更为严重的肠道疾病。这是因为我们临床上常见的，就大家习惯用的这些泻药，在中药里边，多数是属于苦寒的。

嘉宾：

　　对，那大黄就特别苦。

专家：

　　苦寒类的中药，它是伤脾胃的。这个在有实证、热证时，我们用一点是可以的。如果说反复地用、长期地用，就会产生一个依赖性。脾胃的功能就会受到很大的影响。你不吃点刺激

长期服用泻药会产生依赖性，甚至造成更严重的便秘。

长期服用泻药易引起大肠黑变病。

的东西，肠子就不动弹了，它就懒了！这个词我们中医学上是有的，叫"懒肠综合病"，就是"结肠懒症综合征"。

此外，还有一个非常不好的作用，长期吃大黄、芦荟这一类的泻药，因为它里边含有一种蒽醌类的主要成分，这个成分有一个副作用，就是吃久了以后可以造成大肠的黑色素的沉积。黑色素沉积多了以后，就会形成大肠的黑变病。

嘉宾：

就是肠子变黑了？

专家：

对，是肠子变黑了！这个黑肠病呢，跟那个肠息肉、肠癌没有明确的因果关系，但是业内基本上还是统一地认为，如果说有黑肠病变了，就肯定要在黑肠病变的这个部位做一个活检，也就是要取出一部分查一下。

嘉宾：

我还听说过一种，就是说吃香蕉是可以防止便秘的。

专家：

你们说的是香蕉有减轻便秘的作用，是有这种效应的。但是有一个前提，就是香蕉应该是熟的才可以。

嘉宾：

香蕉的生熟还不一样?

专家：

对，不能是蒸熟的，要是自然长熟的香蕉，催熟的也不行。没有长熟的香蕉，生的那种，它里边含有一种叫鞣酸的东西。这个东西它有收涩的作用，它不但不滑肠，它还收呢。吃完了反而更便秘了。

生香蕉里的鞣酸成分反而会引起便秘。

嘉宾：

吃完了反而引起便秘?

专家：

对! 所以说在买香蕉的时候，如果想润肠通便，你得买软和的、买那个不好看的、麻子脸的，越不好看越有用。另外，我们可以多吃点纤维素含量高的食品。

嘉宾：

纤维素含量高的?

专家：

这个我们现在有一种非常时髦的说法叫膳食纤维。这个膳食纤维呀，现在认为它是人体所必需的第七大营养素。膳食纤维分两种：一种是水溶性的，一种是非水溶性的。

水溶性的膳食纤维主要存在于水果类的食物

里面。常见的比如说大麦、豆类，像胡萝卜里边含量就是比较高的。

非水溶性的纤维素主要是在我们吃的食物的皮里边含量比较高，像麦皮、苹果皮。

我们前一段时间有一个研究就发现这个问题，我们用了一个纤维素，这个纤维素是非水溶性的，主要成分是什么呢？大家都吃过甘蔗，其实甘蔗的渣里边纤维素含量就很高。

嘉宾：

但是那个太硬了，我可咽不下去。

专家：

是太硬了，会咽不下去呀。所以我们在前期研究时就把它打得很细，可以和到粥里边，拿水一调就行，发现它有非常不错地改善大便的功能。

嘉宾：

我还听说过这么一个说法，说多吃点有油水的东西能润肠、通便。比如说像汉堡，含油多，我就比较爱吃；还有那蛋糕。我觉得这两个都能起到缓解便秘的作用。郑老师，是这样吗？

专家：

这个有一定的道理，我们不能全盘否定它，因为毕竟它这个油水大嘛，它有一定的润肠的效应。但是你得看是针对哪种类型的便秘。如果说脾胃功能弱的，他吃这个是消化不了的，会更加

膳食纤维大量存在于植物中，而非肉、蛋、奶类中。

重他的脾胃负担，让脾胃运化的功能就越来越差了。再说一点，我们从这个膳食纤维的角度来讲，这个肉、蛋一类的，包括奶油这一类的东西里边，它的膳食纤维的含量基本上是没有的。膳食纤维主要存在于植物类的食物里。所以说从这个角度来分析，我倒是觉得胡萝卜、燕麦，还有小米比较合适一点。

嘉宾：

那还有没有什么其他类型的食物呢？

专家：

比如说能让人能产气的食物也是可以的。

嘉宾：

产气的？萝卜有通气的作用，是不是算一个呢？

专家：

是啊！能够有点辛味的，能行气的，我们中医药效里边讲它能有一定的增加胃肠蠕动的效应。

嘉宾：

这个产气的食物和便秘有什么关系呢？

专家：

我们可以让便秘患者多吃点白萝卜，当然最好还是熟着吃。还有一些番薯类的，还有洋葱，

产气的食物能促进胃肠蠕动，缓解便秘。

我有时候叫患者吃点蒜薹、蒜苗，这类的东西它有一定的加强胃肠刺激的作用。

嘉宾：

那您有没有什么缓解便秘的小秘方呢？

专家：

可以用决明子。

嘉宾：

决明子？决明子不是对眼睛好吗？

专家：

是啊，它能清肝啊。但是这籽类的东西，油含量高，而且它纤维素含量也很高，它能润肠。另外我们把这个决明子洗干净了，稍微地炒一炒，在锅里边炒得噼里啪啦了，有点发黄就行了，香味就出来了，我们把它弄干了以后放在瓶子里边，每次用上二三十克，拿水去泡，泡上一天没味了就可以扔掉了。它能降血压、通便、清肝火，还能降脂，是一举多得的好东西！

决明子可润肠通便，同时能降血压血脂。

重点回顾

1. 饮食、运动与生活环境的改变都会引起便秘。

2. 可以根据排便次数、排便量和便质来判断是否便秘。

3. 长期服用泻药会产生依赖性，甚至造成更严重的便秘，而且还易引起大肠黑变病。

4. 生香蕉里的鞣酸成分反而会引起便秘，所以平时若想吃点香蕉预防便秘，要买那种软和的、不好看的、麻子脸的才有用。

5. 膳食纤维大量存在于植物中，而非肉、蛋、奶类中。

6. 产气的食物如白萝卜，可促进胃肠蠕动，缓解便秘。

7. 决明子可润肠通便，同时能降血压、血脂。

关爱抑郁症，中医来解忧

扫描二维码
听医生为您讲解详情

　　我郁闷！是宣泄苦闷最贴切的语言了。这种一过性的情绪不足以称之为疾病，如果以显著而持久的心境低落，甚至悲观厌世，可有自杀企图或行为的就是抑郁症了。抑郁症中医称之为"郁证"，有着悠久的治疗历史。下面就让北京中医药大学国医堂李卫红副主任医师给您讲讲抑郁症的中医治疗。

北京中医药大学国医堂副主任医师：李卫红

• • • •

　　李卫红，医学博士，教授，主任医师，研究生导师，中西医结合基础专业。毕业于北京中医药大学，长期从事中药复方治疗缺血性脑病的药效机制研究以及病机理论研究。主持或参与课题 20 余项，发表论文 50 余篇。

嘉宾：

　　前一段时间又听说有个演员因抑郁症去世了，现在这个抑郁症的患者是越来越多了，据世界卫生组织统计，全世界抑郁症患者高达 3.5 亿人，预计 2020 年将会成为全球第二大疾病。每年因抑郁症自杀的死亡人数高达 100 万，中国抑郁症患者已达 9000 万，每年大约有 28 万中国人自杀，其中大部分人为抑郁症患者，但是我国抑郁症就医率不足 10%。这些数据实在是太让人触目惊心了。

专家：

　　在中国，抑郁症受到了忽视，很多人身体哪儿疼了、痒了才认为是自己生病了，但是好多人对心理的问题关注相对比较低，所以说这也是目前我们抑郁症就诊率、治疗率都非常低的原因。

嘉宾：

　　是啊，大家对这个病不认识，也不重视，李老师，那到底怎么知道自己有没有抑郁症呢？

专家：

　　是这样，抑郁症还是有一些特征性的表现的，我这儿有一份自测题，我给大家念一下，大家可以自测一下。第一题是检测悲伤的，你是否一直感到伤心或者悲哀呢？

嘉宾：

　　多少时间算"一直"呢？

专家：

　　一般的持续两周或两周以上。第二题，你是否感到前景渺茫？

嘉宾：

　　有的时候有，但不是一直。

专家：

　　第三题，你是不是觉得自己没有价值或自以为是，一个失败者？

嘉宾：

　　我还好。

专家：

　　第四题，你是否觉得力不从心，或自叹比不上别人？

嘉宾：

　　跟别人一起吃辣椒的时候，我觉得比不上别人，哈哈！

专家：

　　第五题，你是否对任何事都自责？

嘉宾：

　　这个有时候会有点。

专家：

第六题，这段时间你是否一直处于愤怒和不满状态？

嘉宾：

这个我还行。

专家：

第七题，你对事业、家庭、爱好或朋友是否丧失了兴趣？

嘉宾：

这个我没有。

专家：

第八题，你是否感到一蹶不振，做事情毫无动力？

嘉宾：

还好吧。

专家：

第九题，你是否患有失眠症或整天感到体力不支、昏昏欲睡？

嘉宾：

这个没有，我睡得可香了，沾枕头就睡着。

专家：

第十题，你是否认为生存没有价值，或生不如死？

嘉宾：

这倒没有，好死不如赖活着。

专家：

从这个检测来说，看来你是没有抑郁症倾向了。如果这十道题，有一半以上，你回答的是，就要引起注意了，你有可能会有抑郁倾向了。

以上十道题中有五道以上都回答"是"，说明有抑郁倾向。

194

嘉宾：

占五个就不行了？

专家：

对！

嘉宾：

李老师，有些人心情不好的时候，听点伤心的歌都觉得难受得想哭，您说这种算不算抑郁症啊？

专家：

这个我们一般认为，这是一种抑郁情绪，还不是真正意义上的抑郁症。

嘉宾：

那抑郁情绪和抑郁症之间有哪些区别呢？

专家：

第一点，这个时间的长短是个重要的判断因素，比如说感到苦闷、悲伤，这个情绪的时间比较短，一般我们认为这就是情绪的变化。如果持续两周或更长时间，就要考虑有抑郁倾向了。

第二点，就是抑郁情绪有可调节性，也就是我们陷入一种抑郁情绪的时候，很多时候我们是有一定的调节能力。

嘉宾：

就是看点高兴的就过去了，吃点好吃的就忘了。

专家：

对。而抑郁症患者很多时候还是不能自己调节的，甚至有的时候周围的人帮助他，比如说给她讲些开心的事，都不能让他从这种情绪当中脱离出来。

嘉宾：

照这么说，看来患抑郁症的人，咱们给他做思想工作什么的，可能是不是不管用？

专家：

对于轻度的抑郁症患者，还真的是需要一些外源性帮助的，也就是当他自己不能从这种情绪中解脱出来的时候，可以给他一些外界的影响来帮助他。

短时间的悲伤是一种抑郁情绪，如果持续两周以上的悲伤情绪说明有抑郁倾向。

抑郁情绪有可调节性。

抑郁症患者很难通过外界干预改善情绪。

轻度抑郁症患者需要外界给予一定的帮助。

嘉宾：

　　但是对于一些情况比较厉害的，跟他怎么说，他都摆脱不了这种抑郁的情绪，他还是受不了，这该怎么办？

专家：

　　如果通过上述方法不能缓解，那我们就要去考虑药物干预了，忧郁症属于中医郁证范畴，病机是气机不畅，而中医认为肝是主疏泄的，一旦肝的疏泄功能异常以后，就会导致气机不畅。气机不畅了，人就会出现憋闷、胀满、胸闷。所以说中医的治疗主要还是以调肝为主，其中在治疗抑郁症时常用的药物就是柴胡。

嘉宾：

　　柴胡？听着挺普通的一味药啊，治感冒好像会用这个。

专家：

　　柴胡确实是解表药物，有很好的一个退热作用，但是柴胡还有一条功效就是疏肝解郁。

　　前段时间呢，有一个患者，他自卑的心理非常明显，觉得周围的人对他不够关爱，也焦虑，晚上失眠睡不着觉，有一些自杀倾向。从中医辨证来说，他是有一定肝气郁结的。另外呢，他也有些郁而化火的症状。在治疗的时候，给他一些疏肝理气、清肝热的药物，在加一些清心除烦的药物，这都是治标之法，也就是我们看到抑郁症患者有气滞血瘀。但很多时候他的根本还是在于

中医认为抑郁症和肝有关系，属于气机不畅。

柴胡有解表、退热、疏肝解郁的功效。

中医在治疗抑郁症时以养肝血、滋肝阴为主要目的。

虚，尤其是肝血不足，我们中医讲肝是体阴而用阳，就是说肝是主藏血的。如果肝藏血足，它的主疏泄功能就会正常，相反呢，如果肝血不足，就会容易疏泄不畅。所以我们在治疗抑郁症时注重养肝血、滋肝阴。

嘉宾：

这是最重要的。

专家：

对，这是一个治本之法。还有一味药物叫白芍，因为白芍这个药物是养血药，而且性也偏凉一点，入肝经，是很好的一个养肝血、滋肝阴的药物。

白芍性凉，入肝经，有养肝血、滋肝阴的作用。

嘉宾：

哦，这患者后来吃了您的药物怎么样了？

专家：

现在这位患者再也不提自杀的事了，而且现在回想起当年的种种表现，他自己都感觉不能理解。

抑郁症患者服用中药后症状有明显改善。

嘉宾：

那这就说明他好了，是不是？都觉得以前的自己不正常，说明现在肯定是好了。

专家：

对，从这抑郁症当中走出来了。

嘉宾：

李老师，您看现代人工作压力这么大，有没有什么好的方法预防抑郁症呢？

专家：

今天我给大家推荐一款食疗方，叫忘忧汤。这个方子一共由四味药组成，一味药物是中药合欢花，合欢树的花来入药，是解郁安神、悦心的药物，所以这个药也是在治疗抑郁症时非常常用的一个药物。

第二个就是黄花菜，它还有一个名称叫忘忧草，它可以清热、解郁、安神、消炎。

合欢花有解郁、安神的功效。

黄花菜又叫忘忧草，有清热、解郁、安神、消炎的功效。

嘉宾：

真不知道这黄花菜也是药啊。

专家：

第三个就是黑豆，这是一个很好的补肝肾的药物，能够起到补益作用。

另外一个呢，也是我们常用的一种食物，就是小麦，它有很好的清心安神的作用。

黑豆具有补肝肾的功效
小麦具有清心安神的功效。

嘉宾：

那具体要怎么做呢？

专家：

具体的烹饪方法其实非常简单，就是把这四种药物放在锅内，加入纯净水烧开以后煮，煮到以黑豆烂软为度，取上面的汤来服用，如果想让口感更好，可以加少量的蜂蜜来调味。

忘忧汤做法：合欢花、黄花菜、黑豆、小麦一起水煮直至黑豆软烂，取汤食用，可用蜂蜜调味。

重点回顾

1. 你是否一直感到伤心或者悲哀呢？

2. 你是否感到前景渺茫？

3. 你是不是觉得自己没有价值或自以为是，一个失败者？

4. 你是否觉得力不从心，或自叹比不上别人？

5. 你是否对任何事都自责？

6. 这段时间你是否一直处于愤怒和不满状态？

7. 你对事业、家庭、爱好或朋友是否丧失了兴趣？

8. 你是否感到一蹶不振，做事情毫无动力？

9. 你是否患有失眠症或整天感到体力不支、昏昏欲睡？

10. 你是否认为生存没有价值，或生不如死？

以上十道题中有五道以上都回答"是"，说明有抑郁倾向。

中医认为抑郁症病因病机是由于肝血不足，肝的疏泄功能不畅导致气机不畅，这时身体就会出现胀满、胸闷等症状。中医在治疗抑郁症时以养肝血、滋肝阴为目的，常用中药柴胡和白芍疏肝解郁。

忘忧汤做法：合欢花、黄花菜、黑豆、小麦一起水煮直至黑豆软烂，取汤食用，可用蜂蜜调味。

学会这些痛风
不再痛
※

扫描二维码
听医生为您讲解详情

　　痛风有多痛？这种呈撕裂样、刀割样或咬噬样的疼痛是极其难以忍受的，号称疼痛之王。那么痛风如何防治，有什么方法可以减轻痛风之痛吗？来看看北京中医药大学国医堂祖娜副主任医师是怎么说的吧！

北京中医药大学国医堂副主任医师：祖娜

••••

　　祖娜，1996 年毕业于北京中医药大学中医系中医学专业，医学硕士，副研究员。研究方向为风湿病，对类风湿性关节炎、风湿性关节炎、系统性红斑狼疮、颈椎病、腰椎病、膝关节骨性关节病、痛风、强直性脊柱炎、产后关节痛、体虚多汗、风湿热等风湿病都有独特的见解和丰富的治疗经验。

嘉宾：

祖老师，说到痛风，它已经成为像糖尿病一样，是我国第二大代谢性疾病。而且一说到痛风，我们都知道它的症状有关节的疼痛、变形，如果不好好治疗，它会有很严重的并发症的，您能给我们介绍一下到底什么是痛风吗？它有什么危害呢？

专家：

痛风也是一种代谢性疾病，是血液里的血尿酸增高导致的一系列的痛风性的关节炎，及其并发症的一系列症候，关节疼痛只是皮肉之苦，最主要是它的并发症比较要命，第一个就是叫肾结石。

> 痛风是由尿酸排泄减少所致的高尿酸血症。

嘉宾：

我们很多人也都有肾结石。

专家：

因为痛风的血尿酸较高，然后呢，肾脏就更容易发生结石，导致肾结石。因为肾结石会引起很多、更严重的并发症，这是人们都知道的，但是我想说的第二种，一般的人不知道，就是心肌梗死。

嘉宾：

好像很少听到它们有什么关联啊？

专家：

因为痛风的患者，就会导致代谢疾病嘛，他的血脂就会增高，然后冠状动脉就会硬化，而且

> 痛风需警惕心脏意外。

这种心肌梗死和一般的高血压、冠心病的心肌梗死不太一样，它的疼痛会不明显。

嘉宾：

那就不容易被发现了。

专家：

对，致死率比较高。

嘉宾：

我之前有个朋友，他平时生活中比较爱喝酒，几乎每顿饭，都得来半斤左右。他前一段时间去住院，然后检查之后，发现他的脚的关节部和膝关节部肿得比较厉害，表面看起来，就是红肿肿的，一碰还嗷嗷叫，特别疼，然后检查结果显示尿酸是 700 多，那想请问祖老师，这个尿酸 700 多，是不是已经诊断为痛风了呀？

专家：

血尿酸和尿尿酸是不同的检验指标。

是这样的，不一定尿酸高，就是痛风，这只能诊断高尿酸血症。因为有些患者，血尿酸并不高，但是也能被诊断为痛风。

嘉宾：

这是为什么呢？

专家：

因为尿尿酸也是一个诊断标准。

嘉宾：

血尿酸和尿尿酸，不一样？

专家：

对，这个患者700多的血尿酸已经很高了，再并发关节疼痛一系列的症状，它是可以诊断为痛风的。但是单纯的血尿酸增高，是不能诊断痛风的。第三种并发症就是高血压和糖尿病，特别奇怪的是，血尿酸增高它会使血糖也增高，继发糖尿病。

嘉宾：

对，它们相互影响。

专家：

这就是痛风比较致命的地方。

嘉宾：

老师，那您治疗过很多痛风患者，有没有典型的病例给我们讲一讲。

专家：

我想起来有一个患者。

嘉宾：

是不是疼得不行不行的。

专家：

是，有一个患者，是一个老年男性，70多岁，来我这儿就诊，他说他膝关节非常疼，当我撩开他裤子一看，他的右膝关节肿胀，然后都是属于突起状的。我一按，就是碾磨砂的感觉，我就是诊断性地用针抽出一些，全是白色的沙泥样改变，这就是痛风结晶，长期痛风不予治疗，导致膝关节痛风结晶生成，而且他的耳郭上、手指关节上都是痛风结石。

嘉宾：

耳郭上也有啊？

专家：

对，这个患者看起来比较害怕，所以我们就给他做了膝关节的穿刺和清洗，这个手术比较大，做完以后我们再给予包扎、中药的外敷以及中药口服。经过综合治疗，这个患者基本上可以走路，愈后比较好的。

嘉宾：

痛风究竟有多痛？

老师，他这已经到了非常严重的程度了，那他平时得多痛啊？

专家：

这种痛非常痛，有些人形容它像老虎咬骨头那么痛。

嘉宾：

那么严重？

专家：

对，确实这个痛风的疼痛，好像是最要命的一部分。

嘉宾：

老师，我看很多人吃什么雷公藤、秋水仙碱，这些都是止疼的药，是吗？

专家：

对，然后我们比如说还吃一些非甾体消炎药，用来止痛。我有一个患者就是一痛就吃非甾体消炎药，吃止疼片致最后胃穿孔。但是我们中医确实有好办法。

嘉宾：

老师，您快跟我们说说！

专家：

对于急性的患者来说，我们给他局部止痛可以用针刺法，会取几个比较关键的穴位，比如说曲池、太冲、足三里，再配合一些阿是穴。

嘉宾：

止疼的效果非常好？

专家：

对，止疼效果立竿见影。就有些人会什么热敷，拿姜抹这些的作用都不是很明显，效果都不是很好。

痛风患者不能乱吃止疼药。

急性痛风患者可以用针刺法治疗：取患者太白、大都、足三里、三阴交、丰隆、太冲、曲池穴、阿是穴等。

名医坐堂 面对常见病 你要这么做

205

如何减缓痛风
的复发？

嘉宾：

我听说这个痛风，是一个非常容易复发的疾病。就是好不容易治好了，又复发了。如何能减缓痛风的复发呢？

专家：

对，是容易复发，因为它是一个体内代谢紊乱的疾病，它是嘌呤代谢异常，所以我们平时在食物摄入的时候，就应该注意，高嘌呤的食物不要吃。

嘉宾：

那具体哪些食物不能吃呢？

专家：

像猪、牛、羊肉，火腿，香肠，鸡鸭肉以及各种动物内脏、骨髓，海鲜类、松花蛋等应尽量少吃，还有酒也要少喝。

还有一个最主要的，我想告诉大家就是要去避免痛风，因为痛风患者的尿酸比较高，所以我们有一个作用就叫碱化尿液，就是每天要多喝水。

嘉宾：

多喝水？

多喝水可有
效缓解痛风
发病。

专家：

对，得大约 2000 毫升，也防止肾结石，但是这个喝水还是有艺术的，不是一杯一杯地喝，是要一次喝 500 毫升。

嘉宾：

　　一次大量地喝？

专家：

　　对，一次大量。

嘉宾：

　　那是为什么呢？

专家：

　　因为这一次大量地喝，它可以使尿液集中排出来，会很大量，一点一点地喝，它可能会因为你的活动就蒸发了。

雯雯：

　　就出汗出掉了？

专家：

　　对，所以我们要采取一次大量喝水，500 毫升。然后痛风患者还要注意生活起居，比如说要戒烟戒酒，然后生活有规律，调畅情志多运动，这样肯定会减少痛风发生。

　　有些人尿酸超过正常值一点，但是他关节疼痛的症状非常明显，甚至还有肾结石，因人而异，有些人血尿酸不高但是关节疼痛，症状很明显，甚至有肾结石，我在临床上就发现，患者先是以肾结石来就诊，找不出原因，最后我们在查了血尿酸正常的时候，发现他尿尿酸不正常，患者排泄不正常，它也会导致尿酸排不出去，堆积在体内，所以单纯的血尿酸增高，不能诊断为痛风。

嘉宾：

　　哦，明白了。

重点回顾

　　中医认为，痛风属于痹证范围，以关节红肿热痛、反复发作、关节不灵活为主要临床表现，有很多人误以为尿酸高就是痛风，这是不正确的。事实上，高尿酸血症的患者只有很少一部分会出现痛风，高尿酸血症是体内代谢系统紊乱而引起的疾病，而当高尿酸血症使得身体出现关节疼痛、红肿、发热等症状时就是痛风的表现，也就是说，高尿酸血症与痛风的区别就是在于是否出现了疼的症状：关节不疼就是高尿酸血症，关节疼就是痛风。

　　若想痛风不再痛，最根本上还是要从调理入手，首先要管住自己的嘴巴，高嘌呤食物如螃蟹、鱼虾、动物内脏、大豆制品等应尽量少吃或不吃；其次还要分次大量饮水，促进尿酸的排出，最后结合专家带来的针刺法，平时可在家里取足三里、三阴交、曲池和阿是穴等进行穴位按摩，也可起到止疼的效果。

夏日湿气※这样除

"肥人多湿"的观点首见于古代医家朱丹溪的《格致余论·治病先观形色然后察脉问证论》中，胖是因为湿气重导致的吗？湿气重都有何表现呢？夏季该如何除湿呢？来看看北京中医药大学李玉峰教授是怎么说的吧！

扫描二维码
听医生为您讲解详情

北京中医药大学教授：李玉峰

····

李玉峰，博士，主任医师，硕士研究生导师。国家中医药管理局第四批全国优秀中医临床人才，师承国医大师薛伯寿、全国名老中医张炳厚教授、首都国医名师刘景源教授、姜良铎教授。现担任北京中医药大学东直门医院通州院区急诊科主任，兼任世界中医联合会温病专业委员会常务理事，中国中医药信息研究会温病分会常务理事，北京中医医学会中医应急工作委员会委员，北京中医药学会急诊专业委员会委员。

嘉宾：

　　李老师，最近好多朋友都说我看着胖了，还说觉得我像肿了似的，我觉得可能跟最近天气有关系，最近这不是三伏天嘛，然后湿气比较重，平时吧，我老爱犯困，没有精神。老师，您说我这是因为湿气重吗？

专家：

　　还真是湿气重。尤其现在这个季节，正好天天下雨，气温也高，湿气重的人特别多。

嘉宾：

　　这个中医说的湿气重，到底是什么样的一个病啊？

专家：

　　是体内水分过多的一种。

嘉宾：

　　水太多了也不行？

专家：

　　对！体内水分过多一般又分几种，一种属于内湿，一种属于外湿，这是从病因上来说。内湿是脏腑功能出现异常，造成我们脾胃运化水湿的功能下降。比如说有的人经常饮食不规律，喝酒、大鱼大肉，损害了我们的脾胃功能，就造成了我们脾胃运化水湿的功能下降，这样我们体内的水

内湿由脾肾阳虚、运化水液功能障碍引起体内水湿停滞之证。

湿就过多了，就会产生湿气过重。另外有一些老年人肾不好，肾主水，如果肾不好的人体内水湿，也有可能水分过大，就多了，这是造成体内内湿的原因。

外湿呢，这种比较容易理解了，比如说我们工作环境、生活环境，比如现在我们这样的天气，空气过于潮湿，湿度过于大，这个时候，我们很多人，就容易感觉到浑身困乏。

嘉宾：

　　对，没劲儿。

专家：

　　乏沉、乏重，没劲儿，胃口不好，这就是湿气重，这就属于外湿，还有的人，比如说长期住地下室，湿气大，也经常会出现这些症状，有的人甚至会出现关节疼痛，这也是湿气重的表现，还有的人到这个季节，容易出现皮肤的皮疹、红疹、湿疹。

嘉宾：

　　李老师，那还有别的湿吗？

专家：

　　这是从原因上来区分的，另外从性质上来分呢，它还分湿热和寒湿。

嘉宾：

　　那我是湿热，还是寒湿？

外湿是因外部环境影响体内水平衡，如气候潮湿、久居湿气重的地方、长期水中作业等导致外部水汽侵入人体脾脏运转不透，容易发展成为内湿。

湿热是热与湿同时存在或因夏秋季节天热湿重，湿与热合并入侵人体，或因湿久留不除而化热。

寒湿是因空气潮湿寒冷，导致人体脾虚，并且出现寒湿之证，人体内便会有寒湿之邪。

湿气重症状一：头昏脑涨，四肢乏力。

专家：

现在这个季节，多数是属于湿热，因为我们天气比较炎热，内火往往比较大，那么火和我们体内湿气，交结在一起就会形成湿热，相当于是狼狈为奸。

嘉宾：

李老师，那寒湿是什么呢？

专家：

寒湿它这个性质，就和湿热有一些相反，湿气是一样的，都有湿气，但是他因为长期的、寒冷的一种湿气，比如说，长期居住地下室，或者阴天下雨，被雨淋了，潮湿的衣服裹在身上时间过长，最后出现一些身体关节的疼痛，甚至身体关节的肿，或会出现腹泻等，这就是寒湿造成的。

嘉宾：

李老师，我们平时怎么自己判断自己是不是湿气重啊？

专家：

判断湿气重，实际上有几个非常简单的方法。第一个看症状，没有湿气的人，我们体内水分是比较合适的时候，我们感觉身体非常轻盈，我们早晨起床，一窜就起来了，但是如果身体沉重、湿气重的时候，就会懒得起床。

嘉宾：

　　哦，起不来床。我就是这样。

专家：

　　对，然后再一个，就是懒得动。

嘉宾：

　　我也懒得动。

专家：

　　老想坐着，躺着，有的人坐着就能睡着，另外看舌头。

嘉宾：

　　舌头？

专家：

　　看舌头，舌头往往是属于舌苔比较白腻，有齿痕。

　　第三个湿气重非常常见的一个表现就是大便的不正常，湿气重的人往往不管是内湿也好，还是外湿也好，大便往往是不成形，或者是黏腻，便后特别不好冲，每次排完便以后，都得要刷，才能刷干净，这就是湿气重的表现。因为湿性从中医上讲是属于黏腻的，在我们体内，是非常难祛除的，不管是内湿也好，还是外湿也好，一旦得了以后，这个病非常缠绵难愈。

湿气重症状二：舌苔厚腻，舌侧有齿痕。

湿气重症状三：便溏，大便黏滞。

嘉宾：

李老师，那怎么才能祛湿呢？您看我这样，该吃点什么？喝点什么？怎么办呀？吃什么药呢？

专家：

我认为首先在预防上，治疗是其次，我们都说上工治未病，那么在得这个病之前，我们如果能把这个病预防掉，这是最好的。

嘉宾：

该怎么预防呢？

专家：

第一，我们要适当增加运动，一定要增加运动，因为我们都知道，运动的时候，我们会排汗，会出汗。

再有就是要注意我们的生活方式、我们的饮食习惯。比如说有些人特别爱喝酒，每天都要喝，这样的人容易湿气重，而且容易生湿热，因为酒本身是属于生湿生热的一种；另外就是像大鱼大肉，我们也要减少吃，因为大鱼大肉肥甘厚味，会损害我们的脾胃功能，脾胃功能不好了，因为脾胃是运化水湿的，如果血液功能不好了，那水湿就运化不出去了，这样就会造成体内的湿气过大。

嘉宾：

就是会留在身体里了？

预防湿气方法一：运动排汗，加快血液循环，湿气自然除。

预防湿气方法二：清淡饮食，拒绝肥甘厚味。

专家：

对。

嘉宾：

也就是我得吃清淡点。

专家：

对，另外还有一个方法，自己做一些饮品，就可以有祛湿的作用，大家都知道薏米，还有赤小豆。

预防湿气方法三：祛湿饮品喝起来。

嘉宾：

赤小豆，红豆是吗？

专家：

不是，不是红小豆，是一种叫赤小豆。它的形状和红豆是不一样的，它是细长瘪的，那个红豆是圆的，是不一样。但是薏米和赤小豆这两个药，在一起熬，确实有祛湿的作用，但是祛湿的作用并不是很强，所以老百姓经常说，为什么我每天在用它们煮水喝，祛湿效果还是不明显呢？

如果是湿气特别重的人，喝这两个药作用不大，我们可以再另外加上两种药物，容易买到且效果比较好的，比如说茯苓。茯苓，我们在很多超市都能买到，用来煮水喝，或者泡水喝都可以。

另外还有一种，我们在家里炒菜时，有的人可能会把它扔掉，这是什么东西呢？有可能我们做饭、做菜经常吃的一个东西，我想你是猜不出来的。

冬瓜皮主治水肿胀满、小便不利、暑热口渴等症。

嘉宾：

调味品？

专家：

不是调味品，是冬瓜皮。就是很多人用冬瓜做菜时，都会把这个冬瓜皮切下来扔掉，实际上它是非常好的一味祛湿的中药。比如说，我们有的女性朋友，容易腿肿，湿气比较重，我们就可以用它来泡水。用它泡了水以后，它有什么作用呢？主要是有利尿、消肿的作用，另外祛湿的作用也非常好。

此外，用这几味熬的时候，我建议大家还可以放上几片生姜、几个大枣。

嘉宾：

这是为什么呢？

专家：

放点大枣可以改善这个饮品的味道，另外生姜它是温性的，只要有水湿的这种病，我们都要适当地要加一些温性的药，这样也有温散祛湿的作用。

重点回顾

● **如何判定是否湿气重？**

有头昏脑涨，四肢乏力，舌苔厚腻，舌侧有齿痕，便溏，大便黏滞的症状。

● **会出现哪些症状？**

1. 湿在表皮会出现头脸油腻、长痘、湿疹的症状。

2. 湿在肌肉会出现腰酸乏力的症状。

3. 湿在骨骼，俗称风湿，会出现关节炎、腰痛和颈椎疼痛的症状。

4. 湿在脏腑会使脾胃虚弱产生便秘、多痰和一系列妇科炎症。

5. 湿在体内则易生成肿瘤。

● **如何预防？**

方法一：运动排汗，加快血液循环，湿气自然除。

方法二：清淡饮食，拒绝肥甘厚味。

方法三：祛湿饮品喝起来，像用薏米、赤小豆、茯苓、冬瓜皮熬水或泡水喝，可同时加几片生姜和几个大枣。

荨麻疹的中医治疗

※

扫描二维码
听医生为您讲解详情

　　常有人提及的荨麻疹，表现有皮肤瘙痒，随即出现风团，呈鲜红色或苍白色、皮肤色，少数患者有水肿性红斑，是一种非常恼人的皮肤疾病。这种情况中医是如何治疗的呢？来看看北京中医药大学国医堂林燕副主任医师是怎么说的吧！

北京中医药大学国医堂副主任医师：林燕

‥‥

　　林燕，临床医学博士，北京中医药大学研究员、副教授、副主任医师，硕士研究生导师。中医临床大家董建华院士嫡派传人，师承国家级名中医田德禄教授、高思华教授。善于灵活运用中医理论治疗内科疾病、皮科疾病，以及妇科疾病等常见病与疑难杂症。主要临床特色：1. 采取以通为顺、以调为平的通调法，治疗各种甲状腺疾病（甲亢、甲减、甲状腺结节、桥本甲状腺炎、甲状腺癌等）。2. 利用通降理论，寒热虚实同调，肝脾胃同治，治疗消化系统疾病。3. 治外先调内，中药内服与外用同用治疗各类皮肤疾病（湿疹、荨麻疹、带状疱疹、皮肤过敏、牛皮癣等）。4. 治疗各类妇科疾病。5. 结合体质，对黄褐斑、痤疮、肤色暗沉、肥胖、疲劳综合征、更年期综合征等整体调理。

嘉宾：

　　林老师，我们都知道，荨麻疹是一种很常见的皮肤病，特别是这种为过敏体质的人，更容易得。那这个荨麻疹到底是一种什么样的疾病呢？

专家：

　　荨麻疹非常常见，不一定说得过但是都见过，那么这个病呢，它其实就是皮肤或者是黏膜的小血管快速地充血，以及渗出性的一种反应。

嘉宾：

　　那到底是怎么得的这个荨麻疹呢？

荨麻疹是皮肤、黏膜小血管扩张及渗透性增加而出现的一种局限性水肿反应。

专家：

　　荨麻疹的原因太多了，首先气候，好多人是天热的时候就容易起、容易痒。还有的人见到冷空气就开始起这个风团。再一个就是有些人衣服穿得不舒服了，有时甚至穿了棉质衣服也会起疹子。还有一类更严重的患者是衣服勒得紧了，就开始起疹子，真是防不胜防啊。

嘉宾：

　　有时候裤腰里面这块皮肤就长。

专家：

　　对，确实会有这种情况，还有的人是因为日光照射，尤其在夏天。

嘉宾：

那还怎么出门啊？

专家：

那就全副武装。

嘉宾：

只能穿长袖，别穿短袖。

专家：

我在门诊上，就有一个小姑娘，去年夏天，来找我看病，她每次来都要全副服装，所以每次来你就看吧，不是脖子这儿，肿起来了，就是前胸，要不然就胳膊，总之每次来的时候，肯定是能表现出来。再一个就是我们说的化学物品，有些患者对洗涤灵、洗衣液、洗衣粉都不能碰，一碰就起疹子。

嘉宾：

就是接触就不行？

专家：

对，就这一类的，还有我们说的食物，吃海鲜、吃羊肉这些都可能会引起疹子。还有的人一生气也会起。

嘉宾：

生气也会呀？这我还真不知道。

专家：

对，一着急，一生气，身上就开始起了，所以说这个原因是非常多的。

嘉宾：

还有的人，喝酒什么的，也会有影响。

专家：

对。

嘉宾：

那这喝酒就那和饮食这一类是一样的?

专家：

对。

嘉宾：

所以我就觉得这可能不是个病。

专家：

所以它就是一个血管反应嘛。

嘉宾：

不治也没事儿吧?

专家：

荨麻疹呢，一般我们可能见到的是一个急性的比较多，也就是说突然起了，可能我们想两三

病情持续6周以上即发展为慢性荨麻疹。

天就好了，最多也就一个星期就好了。但如果要是不好好治，它就会变成慢性的了，只要是能够持续 6 周以上都不好的话，那就变成慢性的，那么这个慢性的了，我见到的，几个月不好的有，几年不好的也有。

嘉宾：

　　都不好啊？

专家：

　　都不好呀！

嘉宾：

　　这太痛苦了！

专家：

　　前几年，我接待了一个小伙子，他刚开始的时候，就是因为喜欢吃那些辣的东西，然后就起疹子了。也是刚开始不重视，没好好治，后来就开始起那种大片的风团，很快就起满全身，一般来说，七八点钟是最高峰的时候，那么到九点以后，逐渐就又消退了。

嘉宾：

　　这时间怎么还那么准呢？

专家：

　　对，因为他这种类型也是和他的体质有关系

的，到下午这个时候，一般来说，就是阴气逐渐地要盛了，所以阴血这个时候，就是有点不足，所以到这个时候容易起。他这样子持续着两年的时间，在这两年当中，他特别严重的时候，他就要用西药的抗过敏药。所以说这个病呢，虽然我们说听起来是皮肤的一个不是特别大的病，但是非常痛苦，会影响我们的生活质量。

嘉宾：

　　而且也得重视啊，这一旦因为忽视，变成慢性的，这个痛苦的时间更长。

专家：

　　是太长了。

嘉宾：

　　老师，那我们中医对这个病，是怎么辨证论治的呢？

专家：

　　首先呢，得分析这个原因嘛，在刚开始早期的时候，我们说更多的是外来的原因，中医讲叫外感，就是表证，就像我们感冒一样，所以它分成了有风寒束表和风热束表这么两种情况。

嘉宾：

　　所以就冷了不行，热了不行。

专家：

对，那么如果它们两个出现了一个失调，外面的虚了，里面也不足，所以就容易有风寒之邪入侵。

嘉宾：

就进来了。

专家：

包括风热也会，但是风寒更明显一些。还有一种，和我们饮食有关系，叫胃肠湿热型，就是很多人都是胡吃海塞的，好吃的太多了，海鲜我喜欢，牛羊肉我喜欢，而且还都喜欢吃那种麻辣的，或者是烧烤的。那么这么一吃以后，体内就会在胃肠这个地方就蕴藏着很多的湿热，这种疹子这些湿热，就会往外蒸，蒸到我们的皮肤，所以就会又鼓起包了，就更红一些，甚至有的还带着一些小水泡，这就是一种湿热型的。

嘉宾：

虽然是皮肤上的表现，但是这个原因在胃肠，都在胃肠里头。

专家：

所以这种情况下，更多的作用于胃肠，也就是说要清热利湿。刚才咱们说的，要不好好治的话会变成什么情况呢？

嘉宾：

　　慢性的。

专家：

　　慢性的了，血虚风燥型的，其实就是体内的阴血不足，皮肤失于濡养。好多人你看到秋季了吧，秋冬季节，好多人表现什么呢，就是皮肤干燥，特别干，然后干了以后皮肤痒，一挠就有抓痕。

嘉宾：

　　对。

专家：

　　有的人严重的，在患处写个字都能体现出来。

嘉宾：

　　白道。

专家：

　　对，一道一道的，这种就是血虚风燥型的，同时伴有口干，就没有舌苔，或者舌头上有裂纹。这样的一个情况，像这种情况下，最主要的治疗我们不着急祛风，因为你祛风，光祛风是祛不了的，所以我们要养血滋阴，然后再润燥、祛风、止痒、这样才可以。

嘉宾：

　　老师，那这种皮肤病，让人看了感觉就特别

荨麻疹会传染吗？

怕传染，像荨麻疹这种有没有可能传染呀？

专家：

大家看到这个皮肤的变化的时候，真的是心里就有点紧张啊。

嘉宾：

就是。

专家：

尤其比较严重的，但是荨麻疹这个病它确实不传染，所以大家不用紧张，其实是患者自身免疫力的问题。

嘉宾：

那我们应该注意一些什么呢？即使不传染，我们也不想得呀。

如何防治荨麻疹？

专家：

首先呢，对于这个荨麻疹的患者来说，有什么是不能吃的呢？我们说，海鲜类、牛羊肉，这些发物就不要吃了。那么除了这个以外呢，当然辣的肯定不能吃，酒、烟酒也不行，这些都比较常见了。还有就是豆制品也不能吃。

嘉宾：

豆制品也不能吃？

专家：

对，奶制品，还有蛋类都不能吃。

嘉宾：

这个不太好理解。好吃的都不让吃了。

专家：

特别容易理解，都是蛋白类的东西，荨麻疹患者本身现在就处于一种特别容易激惹的状态，所以就不容易好。有些患者就说了，那我能吃什么呀？

嘉宾：

对呀，我也想问这问题，您这从早点到午饭，全给撤了。

专家：

像苹果、梨，这一类比较温和的，这些都没有问题。再一个蔬菜大部分都是能吃的。有一些人风团特别高，这个湿气就特别大，所以我就说，你多吃点冬瓜吧。你要不吃冬瓜，我也给你把冬瓜皮放到药方中去，能利湿的东西，像赤小豆、红小豆，包括薏米，这些多吃一点，排一排体内的湿气。

重点回顾

由于人体正气虚弱，且患者体质各异，常见引起荨麻疹的原因主要有食物、药物、冷热空气、昆虫叮咬、精神因素、内分泌改变等，荨麻疹的病程长短不一，急性荨麻疹病程在1个月以内，超过6周以上即发展为慢性。

中医认为，荨麻疹与风邪致病有关，因此发病原因往往是气血不足、营卫失和等虚证在先，然后由于起居不当、饮食失调、情志不畅等原因感受了风邪、寒邪、热邪、湿毒，从而导致疾病的发生。因此，患者一定要及时治疗，注意饮食禁忌，同时要多食冬瓜、赤小豆、薏米、梨等能养阴润燥之物。

冬季瘙痒好烦，中医解痒好爽

※

一到冬天，大家便穿起厚重的衣服，虽然暖和了，但也有弊端。不仅不美观，还很笨重。偏偏此时瘙痒也来凑热闹，尤其后背这些够不着的地方，即使够得着，隔着厚重的衣服，挠起来也不过瘾，真烦！这种情况咋办呢？下面就让北京中医药大学国医堂郑丰杰副主任医师为大家分享一些冬季解痒妙招吧。

扫描二维码
听医生为您讲解详情

北京中医药大学国医堂副主任医师：郑丰杰

••••

郑丰杰，医学博士，教授，主要从事仲景学术研究。燕京刘氏伤寒流派传承工作室、刘渡舟名家研究室学术骨干，第五批全国名老中医药专家学术经验继承人，现任中华中医药学会仲景学说分会秘书长。

嘉宾：

郑老师，我听说冬天的时候皮肤痒，涂点大蒜，能起到止痒的作用，有没有道理啊？

专家：

这个还真是有一定的道理，这个大蒜里边，它含有一个叫三硫二丙烯的成分，这个成分有杀菌的效用。

嘉宾：

这一到冬天呀，很多人晚上，脱衣服的时候，就感觉身上非常痒，然后越痒越挠，越挠就越痒，直到把皮肤都抓破了，才稍稍能止痒，老师，您说说，这个瘙痒，到底是什么原因导致的呢？

专家：

很多瘙痒的原因呢，是皮肤病变，比如说，大家可能都知道，风疙瘩、荨麻疹啊，还有的人，长那疙瘩是流水的，像湿疹。还有的人胳膊上，对称着长的、脱皮的、干燥的，甚至还裂口子的，神经性皮炎之类的，这一类的皮肤病，可以造成这个瘙痒。

还有一类患者，他皮肤没有问题，是与里边的脏器功能有关系，我给大家举个例子，比如说有一些肝功能不好的人，像肝病患者、黄疸患者就容易出现瘙痒，还有一些肾病患者，甚至有一些大便不好的人，像便秘患者也会出现瘙痒。

湿疹、荨麻疹等皮肤病变会引起瘙痒。

脏器的功能有问题会引发瘙痒。

嘉宾：

便秘怎么还会引起痒啊？这有什么关系？

专家：

这个中医讲，肺与大肠相表里，大便排不好，肺的功能不好，大便排不出去，毒素蓄积，包括我刚才讲的肝病患者、肾病患者，都是这个原因，全是毒素排不出去，蓄积到体内，表现在皮肤这儿。

还有第三个因素，是跟一些刺激有关系，比如说情绪，一些寒冷的温度刺激，或者是衣服穿得不舒服了，还有跟饮食也有很多的关系。

尤其是中老年人皮肤的退行性变化比较突出，皮肤的分泌功能就减退了，表现为皮肤萎缩，有点变薄，就剩一层皮了，含水量也低了，皮肤干燥，皮肤附件的功能变得萎缩了，汗腺、皮脂腺分泌就减少，皮肤失去了乳润、保护的作用，这种情况下，即使没有糖尿病，没有一些肝病，没有一些肾病，也会出现皮肤的瘙痒。

嘉宾：

痒我就挠一挠，就得了呗，最多我挠破了，它也可以自愈的，这个有什么影响呢？

专家：

皮肤瘙痒它会严重影响睡眠啊。

嘉宾：

这倒是，会痒得睡不着，尤其是晚上，瘙痒

外界刺激也会引起瘙痒。

中老年人的皮肤退化更容易产生瘙痒症状。

231

还会加重。

专家：

没错，我们现在见到的瘙痒患者，基本上都是晚上加重。

嘉宾：

那您有什么建议来对抗瘙痒吗？

专家：

首先，一定要科学合理地搭配膳食。

科学合理地搭配膳食。

嘉宾：

那应该吃些什么呢？

专家：

我们刚才讲到了，这个皮肤瘙痒在秋冬季节跟干燥有关系，我们就不能再吃加重干燥的食物了，比如不能喝酒了，饮食上也要控制一下，像烤串这些辛辣的东西就别再吃了，饮食上应该清淡一点，多吃一点水果和蔬菜这些维生素含量高的，这个是一个措施。

尽量少吃辛辣刺激和海鲜等食物。

我们再说说第二个，第二个刚才讲到了，它跟温度有关系，就是湿度和温度要适宜，有很多老年人，一钻被窝就开始痒，这是因为身上是热乎的，被窝是凉的，一刺激就痒，这也是一个原因。我们可以有一个办法预防，比如先把被窝暖一暖，等热乎了再钻进去。

温湿度要适宜，保持恒温恒湿，避免瘙痒。

第三个就是要保持心情愉快。

保持心情愉快。

嘉宾：

这痒痒和心情还有关系啊？

专家：

是啊，有很多患者就说，这心情不好的时候，压力大的时候，皮肤就会痒得加重了，我们调节一下自己的情志对改善皮肤瘙痒也是有帮助的。

嘉宾：

看来这心情好，也非常重要。

专家：

第四个就是保持大便通畅，这个我们刚才已经提到了，皮肤瘙痒有可能跟大便秘结有关系，我们刚才说的饮食中的措施、情绪中的措施，这些都可以协助保持大便通畅，大便通畅以后，毒素就会顺利地从下面排出去了，不在体内蓄积，这样也可以减轻瘙痒问题。

保持大便通畅。

专家：

第五个是洗澡次数要适度。

嘉宾：

郑老师，这多少次才算适度呢？一周到底应该洗几次呢？根据您刚才说的，我理解痒是跟皮肤干有关，那越多洗，这皮肤不就是越保持湿润，不就越好吗？这个为什么要适度呢，不是应该要尽可能地去多洗澡吗？我是这么理解的。

专家：

那你有没有感觉到每次洗完澡擦干了以后，身上比平时要干很多。

嘉宾：

听您这么一说，我还真感觉是这样！

专家：

是啊，你洗的过程是湿润，但洗完以后特别干，有些人他就干得厉害啊。这个时候呢，其实是有一些办法的，就是洗澡的次数不要太频繁，年轻人在冬天的时候，一周洗上两三次就可以了，老年人一周洗一次就行了，别洗得太频繁。另外，洗的时候呢，水温不要太高，别烫得红得不得了。

嘉宾：

那我们选择洗护产品的时候，您有没有什么比较好的建议呢？

专家：

是啊，刚才也提到了，洗完以后有点干，这时候可以适当地抹一些油，比如说这个甘油、凡士林这类能保湿的一些护肤品，我们全身抹一抹，也能够缓解皮肤的瘙痒。

还有最后一条是穿质地柔软的纯棉衣物，这

防止皮肤瘙痒，冬季洗澡有讲究。

洗完澡后抹一些保湿的护肤品。

个就是说我们穿衣服的时候，不要穿化纤的，它会产生静电，冬天感觉特别明显。本来就干燥，一脱衣服就会产生静电了，我们应该尽量穿得宽松一点，穿棉的，这样可以缓解一下瘙痒。这些就是生活中的一些小措施。

嘉宾：

　　郑老师，如果出现了皮肤瘙痒的症状，您建议大家生活中选用一些什么样的药物呢？

专家：

　　这个说到药物呢，我首先是要提醒大家一点，因为瘙痒的原因有很多种，有可能是内脏病变引起的，也有可能是皮肤病变引起的，还有纯粹就是因为干燥造成的。我们平时还可以用一些膏方之类来调理一下，这个主要是基于我们中医理论里边讲的，老年人多数是肝肾不足，那么肝肾不足，主要讲的是津液的阴亏，阴亏以后呢，就不能乳润、滋养皮肤了，也就是没有油水了，那么我们可以冬令进补。

嘉宾：

　　冬令进补我知道，这一到冬天了，老年人得吃点什么人参、附子、干姜，得补一补，这个火不足了嘛，所以在这个时候，要进补一下。

专家：

　　你这个补反了。

嘉宾：

我这又错了？您快告诉我，应该吃些什么啊？

专家：

我们刚才说，这个冬天的皮肤瘙痒，主要是水不够，津液不足造成的。你说的那几个，什么人参呀，也是干温的，甚至要是东北的人参，它就更热一点，野生的，那火就更大一点了。什么干姜啊、附子啊，这些都是燥的。这些不能补阴液，不仅补不了液，它还会把体内的水给耗干了呢。我们应该吃点养阴、养血的药物，比如说：地黄、黄精、百合、大枣这一类的，还有乌梅，大家可以喝酸梅汤这一类的，像这些我们是可以适当地用的。其实大家可以到中医诊所找一个大夫，让他给你具体地辨一下证，在这个基础上，我们可能还要加一点活血的、祛风的药物，我们可以做成膏方，这样吃起来也比较方便，每天我们舀上一勺，水一冲、一化，就可以了，当然这是一个比较慢性的过程。

冬令进补防瘙痒，养阴滋阴更重要。

重点回顾

● 减轻瘙痒的方法

1. 科学合理的膳食搭配，尽量少吃辛辣刺激和海鲜等食物。

2. 温湿度要适宜，保持恒温恒湿，避免瘙痒。

3. 保持心情愉快。

4. 保持大便通畅。

5. 冬季洗澡不要太勤，年轻人一周 2 ~ 3 次，老年人一周洗 1 次就可以了，洗完澡后要抹点保湿的护肤品。

6. 穿质地柔软的纯棉衣物。

冬季如何应对 ※干性湿疹

扫描二维码
听医生为您讲解详情

一到冬天身上就起干性湿疹，越痒越挠，越挠越痒，实在难熬！为啥别人不痒而自己痒？到底是什么原因在作祟呢？来看看北京中医药大学马淑然教授是怎么说的吧！

北京中医药大学教授：马淑然

· · · ·

马淑然，医学博士，教授，主任医师，博士研究生导师，博士后合作导师，中基教研室主任，清代御医韩一斋、北京妇科名医刘奉五、国家级名老中医刘燕池教授一脉相承的学术继承人。北京市朝阳区首批和第四批中医药专家下基层工作指导老师，擅长针药并用治疗内、妇、皮、儿科疑难疾病。

嘉宾：

马老师，前两天我听了这么一个新闻，就是说有一个女孩特别爱干净，每天晚上一定要洗一个热水澡才能睡觉。结果洗了一段时间，就发现浑身痒，然后一抠还掉皮屑，最后就跟鱼鳞一样了。她就赶快去医院看医生，然后大夫跟她说，这个是湿疹。马老师，是不是天天洗澡，就是长时间处于这种潮湿的环境中，才得的湿疹吗？

专家：

不是这样的。主要是在冬天的时候天气比较寒冷，而且风沙也比较大，这个时候我们的这个表皮油脂比较少，如果你经常洗澡，那表皮的油脂会消失掉，这样皮肤会发干，就会瘙痒。这种瘙痒呢，我们一般把它叫作冬季湿疹，或者叫冬季痒，它属于干性湿疹的一种。比如说像小腿的前侧，还有腰部，这两个地方是最容易出现。这种干性湿疹的，冬季痒在冬天发作比较多一点。

嘉宾：

就是说湿疹还有一种是干性湿疹？那有什么好的办法可以治疗它吗？

专家：

对于这种湿疹来说，我们一定要注意辨证施治。在临床上，我一般把湿疹分为五个类型来进行治疗。

第一种类型一般属于湿热偏盛的湿疹，主要

第一种：湿热型湿疹，表现为渗水结痂，黄水流离，多用消风散治疗。

第二种，血热型湿疹，表现为疹的颜色特别鲜红，多五皮饮和五藤饮合用，用五皮饮以皮达皮，用五藤饮疏通身体经络，有祛热效果。

第三种：气虚亏虚型湿疹，表现为疹子颜色偏淡，用当归饮子加减。

的表现是患者的皮肤上渗水比较多，往往这种湿疹或者外面是白的，里边是红的，或者里面是白的，外面是红的。那么外面白，里面红，一般我们说是湿包火；而里面白，外面红，我们说是热包湿，总之就是湿和热兼在一起出现的这种湿疹，往往一抓就会流很多的渗液，渗水结痂、黄水流离，那么这种情况，我们一般用一个经典的方子叫消风散进行治疗，就是清热、燥湿、止痒，这是属于湿热类型的。

第二种是属于血热类型的，重点表现是这个疹的颜色特别得鲜红，出现丘疹样的鲜红的湿疹，而且也比较痒，它的渗水相对少一点，像这种情况，我们临床中基本上是用两个方子的和，一个是五皮饮，再一个是五藤饮。这个五皮饮是取以皮达皮的思想，因为我们是皮肤上的病，所以我们用五种植物的皮，比如说桑白皮、大腹皮、茯苓皮、生姜皮等，以皮达皮；而这个五藤饮，大家知道这个树木的藤，就是输送营养的，从根向枝条有通的作用，所以我们用五藤饮是疏通我们身体的经络，让经络中的血热能够去掉、能够疏通，这样用五皮五藤饮加减来治疗这种血热类型的湿疹。

那么，第三种类型属于气血亏虚，这种类型的湿疹主要表现是这个皮肤的疹，颜色偏淡，虽然也渗水，但是颜色不是那么鲜红，主要是气血亏为主，像这种类型的湿疹，基本上我们用当归饮子加减，就是补气养血，再加活血的、祛风的药来进行治疗。

第四种类型比较特殊，就是这种湿疹患者会兼有大便溏泻，像这种患者大体上是属于脾虚，又兼湿热。我常用两个方子的和，一个是参苓白术丸，再一个是葛根芩连汤，那么这两个方子和，再加上一些地肤子、白鲜皮这类祛风胜湿的药，用上一两周，患者的腹泻也好了，他的这种湿疹也会明显地好转。

最后一种类型主要属于阳虚兼湿热，这种类型的湿疹，往往在冬季也是比较高发的。因为冬天来了，天气偏寒冷，我们机体的阳气也会随着不足，所以患者本身阳气就不足，到了冬天阳气更不足，这个时候湿疹往往就发作起来了。那么这种类型的湿疹在临床上主要表现也是疹型，颜色偏于淡白，渗水不是特别多，有时候会干燥、脱皮，那么重点的表现是患者的脚会凉，而且摸患者的右尺脉会很弱，患者经常说吃点凉的就会拉肚子。那么这种类型，基本上我常用麻黄附子细辛汤，加上麻黄连翘赤小豆，再加上过敏煎等加减来治疗。基本上经过一到两个月的治疗，患者的痒的情况会明显地好转。

嘉宾：

原来还分这么多型啊。那这个湿疹这么痒，除了内服的药物，可不可以用一些什么外用的药膏、洗液呢？

专家：

当然可以了。像冬季这种湿疹，我们说往往是由于干燥引起来的，所以为了防止冬天皮肤瘙

第四种：脾虚湿热型湿疹，患者多兼有大便溏泻，以参苓白术散、葛根芩连汤合用，再加一些地肤子、白鲜皮。

第五种：阳虚兼湿热型湿疹，冬季高发，多表现为疹子颜色偏淡白，渗水不多，有时会干燥脱皮，重点表现是患者的脚凉。多用麻黄附子细辛汤加麻黄连翘赤小豆、过敏煎等加减治疗。

可外用青鹏软膏。

痒的发生，可外用青鹏软膏，尤其是中老年人冬季皮肤瘙痒、干裂、起皮的时候，可以洗完澡之后用一种沐浴乳，就是那种保湿的沐浴乳，抹上也有止痒的作用。

嘉宾：

就是避免它太干燥。

专家：

对了，湿疹最忌四个字：烫、抓、洗、馋。所谓烫就是说认为用比较热的水，洗个热水澡烫一烫会不痒。这是错误的，你越烫它会越痒得厉害，可以用稍微凉一点的水敷一敷，减缓这个痒的程度。

用热水烫洗湿疹患处是错误的，可用凉水敷患处以减轻瘙痒。

第二个方面切忌搔抓，因为痒的时候有的人难忍，就会去搔抓，搔抓会造成皮肤干裂，抓痕就会越来越严重，所以切忌特别严重地去搔抓它。

切忌搔抓。

第三个方面，从洗的地方来说，我们要注意得了湿疹之后，不要用水勤洗，就是尽量要保持相对干燥一点，尤其不能用洗涤精这种化学的洗涤剂来洗身体。

湿疹处不要用水勤洗，避免碰触化学洗涤剂。

最后一个方面要注意的是，一定不能馋嘴，湿疹的患者一定忌辛辣刺激，忌生葱、生姜、生蒜；再一个要忌冰冷的，像冰糕、冰淇淋；还有海鲜要忌。

湿疹患者要忌辛辣刺激性食物，忌凉食，忌海鲜。

嘉宾：

马老师，那您能教我们一点预防湿疹的小妙招吗？

专家：

可以从日常的饮食保健上做起，比如说在饮食调养中，有一个小的茶饮方，这个茶饮方就是过敏煎。这个过敏煎由柴胡、乌梅、炙甘草、五味子、防风五味药组成。那么这五味药，每味5克，用开水冲泡了每天喝，可以预防冬季因过敏导致痒的这种湿疹的发生。

这五味药，它是辛温和酸收一起作用，而且又能够治肺，又能够治肝，痒的程度中医认为主要和风相关，中医认为，风气又通于肝，外风又容易伤肺，所以通过调养肝肺，通过辛散和酸收，一阴一阳，最后达到调整人体阴阳平衡的作用，同时起到治疗湿疹瘙痒的目的。

嘉宾：

马老师，像这个代茶饮，您刚才说的那几种证型，都可以用吗？

专家：

都可以，不管什么证型的湿疹，过敏煎都是适合的。因为它可以缓解造成湿疹的一个病理环节，就是变态反应，所以能起到治疗的作用。

过敏煎可预防冬季湿疹：柴胡、乌梅、炙甘草、五味子、防风各5克，用开水冲泡代茶饮。

过敏煎适合所有证型的湿疹。

重点回顾

1. 用热水烫洗湿疹患处是错误的，可用凉水敷患处以减轻瘙痒。

2. 切忌搔抓湿疹处。

3. 湿疹处不要用水勤洗，避免碰触化学洗涤剂。

4. 湿疹患者要忌辛辣刺激性食物，忌凉食，忌海鲜。

5. 过敏煎可预防冬季湿疹：柴胡、乌梅、炙甘草、五味子、防风各5克，用开水冲泡代茶饮。适合所有证型的湿疹。

别拿长期疲劳不当病

※

扫描二维码
听医生为您讲解详情

工作、生活中您是不是遇到过这种情况？身体犯懒不想动，睡了好久还是睡不醒，干啥都没效率，脑子一片糨糊。这种情况其实是种病，叫疲劳综合征。下面就让北京中医药大学国医堂张惠敏副主任医师为您破解这一身懒病。

北京中医药大学国医堂副主任医师：张惠敏

张惠敏，中医师承博士后，师承王琦国医大师。北京中医药大学副教授、副主任医师。擅长采用方药、针灸、埋线、推拿、贴敷等多种疗法防治过敏性呼吸系统、消化系统、皮肤系统等疾病，并对慢性疲劳综合征、妇科、儿科疾病也有较为丰富的临床经验。

嘉宾：

张老师，现在这个年轻人工作压力越来越大，我有好多朋友都是空中飞人，每天都在天上飞，然后有一个朋友前两天跟我说，他得了一个慢性疲劳综合征，您说这是一个病吗？

专家：

对的，慢性疲劳综合征是一个病名，但是很多人都不太熟悉它，要想知道自己是不是得了慢性疲劳综合征，很简单，它有一个诊断标准。

嘉宾：

这个也有诊断标准？

专家：

对的，它这个诊断标准是由美国 FDA 制定的，它要满足以下两个条件：第一个条件就是在排除其他疾病的情况下，疲劳持续六个月或者以上，这种疲劳又包括身体上的疲劳和心理上的疲劳，但是到医院又检查不出什么异常。

嘉宾：

那其实我理解起来就是没有器质性病变，但是功能上有问题。

专家：

对，查不出毛病来，但是患者又觉得特别容易疲劳，老是觉得不舒服。第二个条件就是至少

判定慢性疲劳综合征有标准。

要具备八个症状中的四个，我说一说，你可以对号入座一下。

嘉宾：

　　那我听听，检查一下，我是不是这个亚健康。

专家：

　　第一条是短期记忆力减退或者注意力不集中，有没有啊？

第一条：短期记忆力减退或者注意力不集中。

嘉宾：

　　这我有。

专家：

　　你有一个了，我记着。第二条是咽痛。

第二条：咽痛。

嘉宾：

　　我没有这症状，我也比较注意防护。

专家：

　　第三条就是感觉到淋巴结痛，摸一下自己耳下、脖子两侧。

第三条：淋巴结痛。

嘉宾：

　　这个我没有。

专家：

　　挺好的。第四条是肌肉酸痛。

第四条：肌肉酸痛。

嘉宾：

您说像我这坐时间长了肌肉酸痛，算不算啊？

专家：

也算呀！

嘉宾：

也算，那有。

专家：

第五条：不伴有红肿的关节疼痛。

只要浑身感觉到酸痛就算。第五条呢，是不伴有红肿的关节疼痛，也就是关节感觉到疼，但是看上去不红不肿。

嘉宾：

那我应该没有。

专家：

第六条：新发头痛。

第六条是新发头痛。

嘉宾：

这我有，有时还得吃点止疼片来止痛。

专家：

第七条：睡眠以后精力不能恢复。

第七条是睡眠以后，精力不能恢复。

嘉宾：

我晚上真的是很早就睡了，大概十点钟睡，第二天早晨六七点钟起来，但还是感觉有点困。

专家：

　　像慢性疲劳综合征的人就是睡一觉以后也不能解乏，精力不能恢复。再有第八条就是体力或脑力劳动后连续 24 小时身体不适。

嘉宾：

　　这个我有。比如说我运动之后我就难受，要好长时间才能恢复过来。

专家：

　　现在呢，就是年轻人得慢性疲劳综合征的人特别多，因为年轻人嘛，为了车子、房子、儿子，是吧，正是努力的时候。压力大的工作，具备以下特点：第一个特点就是长时间用眼，现在我们办公根本就离不开电脑和手机了，这一天恨不得 24 小时都在看。

嘉宾：

　　其实上班时间用电脑，不上班的时间用手机。

专家：

　　长时间用眼，就容易耗伤肝血，跟肝血相关，中医讲久视伤血。

　　肝血亏虚以后，人就会感觉到眼睛特别疲劳，眼睛干涩，有的时候还会胀痛。

　　第二个特点是经常思考，就是经常用脑，中医讲思则气结，经常思考的人，气机容易瘀滞了，就会引起脾胃的郁滞，表现为不思饮食、吃完东

第八条：体力或脑力劳动后连续 24 小时身体不适。

长时间用眼对健康不利。

肝血亏虚症状：眼睛疲劳、干涩、胀痛。

思虑过度会引起脾胃瘀滞。

西脘腹胀满。这些表现就是伤了脾胃了。

第三个特点就是长时间坐着，然后又缺少运动，我们中医讲久坐伤肉，会引起我们的肌肉痿软无力，容易疲乏，即使女孩子，原来特别喜欢逛街的现在也逛不动了。

嘉宾：

那可真是够虚的了。张老师，那这样长此以往，是不是对人体有很大的伤害啊？

专家：

对，慢性疲劳综合征，如果不积极治疗的话，是会发生一些器质性改变的。

嘉宾：

这么严重呢！

专家：

人就容易得比如说精神方面的疾病，像抑郁症、焦虑症，还会患有失眠，长时间工作压力大，得不到休息，又会影响到心脏的功能，出现心律失常、心肌缺血等。

嘉宾：

这么严重。还真得多注意啊。

专家：

所以慢性疲劳综合征，也是需要尽早治疗的。我有一个朋友，她是做市场调研的，市场调研接的项目非常多，各个领域的都有，她们主要的工作就是天天对着电脑，写标书。标书，中标了以后又要做呀，是吧，就写汇报，天天的就写标书、写总结。刚开始，工作热情还挺高的，天天熬到深夜一两点钟，才能睡觉。这样一年下来以后，就感觉到特别得累。也是女孩子嘛，现在逛街都走不动了，不仅身体觉得累，而且心里也觉得累。原来写标书、写总结都挺快的，现在写不动了，非要靠喝啤酒，才能来灵感，才能写出来。

嘉宾：

借酒消愁啊！

专家：

不仅如此，她还患上了焦虑症。老板稍微给一点工作，她就开始焦虑紧张了，然后晚上也睡不好觉。再有呢，就是月经也不正常了，月经经常往后错，甚至闭经。有的时候还会心律失常，工作一累了以后感觉到有些心慌。

嘉宾：

张老师，那有没有什么好的办法可以解决这亚健康的状态呢？

专家：

有啊，今天我给大家介绍一款代茶饮，叫作怡神增健茶，就是喝了以后就神清气爽，身心共同调养。

中医茶方缓解疲劳。

嘉宾：

身心愉悦，对，听名字应该也是这意思。

专家：

这个茶是由四个药组成的，西洋参、刺五加、黄芪，还有佛手。西洋参大家都很熟悉，它可以补气养阴，提高人体正气。第二个是刺五加，可以补心气、补肾气和补肺气，什么它都补，这样呢，我们几个脏腑之气都补上来了，这种疲劳的状态就能得到缓解。

嘉宾：

这刺五加还真是全能型选手。

专家：

对。另外呢，刺五加又有宁心安神的作用，可以缓解慢性疲劳综合征出现的失眠这个症状。第三个是黄芪，生黄芪是一个补气健脾的要药，我们刚才说的那些气短、乏力、容易疲劳，这都是脾虚的表现，所以用上黄芪，可以健脾益气。

嘉宾：

健脾益气?

专家：

对，所以黄芪、刺五加，还有西洋参这三味药配在一起，可以补益我们人体的脾气。还有一个就是佛手了，它既能疏肝，又能理气，还能够化痰和胃，缓解慢性疲劳综合征患者出现的食欲不振、脘腹痞满。有时间的话，大家可以去中药店买这四味药泡茶喝。如果没有时间的话，也可以去药店买中成药。

嘉宾：

对呀，现在缺的就是时间，其实即便有时间也是去干别的。

专家：

这些习惯必须要改了。我给大家推荐一个组合，一个是生脉饮口服液，再有一个是加味逍遥丸。生脉饮口服液，它是一个传统的古方，是由党参、麦冬、五味子组成的，它可以补气养阴，能够很快地提高人体的精力。像那个到了期末考试的时候，我经常跟我的学生说，你们去买一些生脉饮喝一喝，这样可以提高精力和记忆力。

嘉宾：

还能提高记忆力？

专家：

对的。

嘉宾：

这个好。

专家：

这个加味逍遥丸呢，也是一个传统的名方，它可以疏肝和胃，疏肝、健脾、养血。

中成药组合对抗疲劳：生脉饮口服液＋加味逍遥丸。

嘉宾：

所以这两个药配合起来也有很好的效果。

专家：

对。

重点回顾

● **如何诊断慢性疲劳综合征**

　　1. 排除其他疾病的情况下，疲劳持续六个月或者以上，这种疲劳又包括身体上的疲劳和心理上的疲劳，但是到医院又检查不出什么异常。

　　2. 要具备以下 8 条中的 4 条
（1）短期记忆力减退或者注意力不能集中。
（2）咽痛。
（3）淋巴结痛。
（4）肌肉酸痛。
（5）不伴有红肿的关节疼痛。
（6）新发头痛。
（7）睡眠后精力不能恢复。
（8）体力或脑力劳动后连续 24 小时身体不适。

● **如何缓解慢性疲劳综合征**

　　1. 中医茶方：怡神增健茶，由西洋参、刺五加、黄芪、佛手组成。

　　2. 中成药组合：生脉饮口服液 + 加味逍遥丸。